全国高等职业教育护理专业教材

精神科护理学

Psychiatric Nursing

主　编　鹿瑞云

副主编　孙水英　邵志梅　陈世平

编　者　(按姓氏拼音排序)

陈世平（重庆三峡医药高等专科学校）

刘翠美（淄博市第五人民医院）

鹿瑞云（淄博职业学院）

邵志梅（盐城卫生职业技术学院）

苏晓云（山西医科大学汾阳学院）

孙水英（山东中医药高等专科学校）

于丽丽（山东中医药高等专科学校）

于连玉（淄博市第五人民医院）

赵玉梅（沈阳医学院）

北京大学医学出版社

JINGSHENKE HULIXUE

图书在版编目（CIP）数据

精神科护理学 / 鹿瑞云主编．—北京：北京大学医学出版社，2013.1（2018.12 重印）

ISBN 978-7-5659-0496-7

Ⅰ.①精… Ⅱ.①鹿… Ⅲ.①精神病学－护理学－高等职业教育－教材 Ⅳ.①R473.74

中国版本图书馆 CIP 数据核字（2012）第 284602 号

精神科护理学

主　　编：鹿瑞云
出版发行：北京大学医学出版社
地　　址：（100191）北京市海淀区学院路 38 号　北京大学医学部院内
电　　话：发行部 010-82802230；图书邮购 010-82802495
网　　址：http://www.pumpress.com.cn
E-mail：booksale@bjmu.edu.cn
印　　刷：莱芜市圣龙印务有限责任公司
经　　销：新华书店
责任编辑：张彩虹　赵　欣　**责任校对**：张　雨　**责任印制**：罗德刚
开　　本：787mm × 1092mm　1/16　**印张**：12.5　**字数**：328 千字
版　　次：2013 年 1 月第 1 版　2018 年 12 月第 8 次印刷
书　　号：ISBN 978-7-5659-0496-7
定　　价：22.50 元

序

护理工作是医疗卫生工作的一个重要组成部分，护理事业健康发展关系到人民群众的健康和生命安全。随着医学模式的转变，对护理工作和护理人员的要求越来越高。近年来国家陆续发布了《国家中长期教育改革和发展规划纲要（2010—2020年）》、《关于全面提高高等职业教育教学质量的若干意见》以及新的《全国护士执业资格考试大纲》等文件，对高等职业教育护理专业教学提出了更高要求，教材建设也相应地面临新的考验。护理高等职业教育在为我国培养护理人才、提高人民健康水平中，发挥着极其重要的作用，如何发展护理高等职业教育已成为护理教育领域关注的首要问题。因此，只有不断更新观念，深化改革，抓住机遇，才能迎接新的挑战，使护理高等职业教育不断发展。

《教育部关于加强高职高专教育人才培养工作的意见》中指出：大力发展高等职业教育，培养和造就适应生产建设、管理、服务和技术第一线的高等技术应用型人才，客观上要求必须高度重视高等职业教育的教材改革和建设。本套教材正是为了适应新时期医学护理教育发展趋势，满足高等职业护理教育工作者和广大护理专业学生的需要而编写的。教材结合高等职业教育护理人才培养目标，内容与时俱进，充分体现护理特色，强调基础知识与基本技能并重，突出适用性、科学性、新颖性，体现"整体护理"和以"人"为中心的护理理念，引导学生自主学习。教材注重专业核心能力培养，与执业护士资格考试和护理实践紧密结合，紧跟临床护理的发展方向，加入"考点"、"案例"、"知识链接"等，具有很好的实用性。本套教材涵盖基础课教材七部：《人体解剖学》、《组织学与胚胎学》、《生物化学》、《生理学》、《病理学与病理生理学》、《护理药理学》、《病原生物学与免疫学》；专业课教材十六部：《基础护理学》、《健康评估》、《内科护理学》、《外科护理学》、《妇产科护理学》、《儿科护理学》、《急救护理学》、《精神科护理学》、《护理心理学》、《护理学导论》、《护理管理学》、《中医护理学》、《护理礼仪与人际沟通》、《老年护理学》、《社区护理学》、《护理伦理学》。教材形式包括主教材、配套教材、多媒体课件。教材编写淡化学科意识，强化专业理念，注重体现医学人文教育理念，以促进学生素质的全面提高。在客观上，本套教材反映了当今护理学领域的新理论、新技术和新进展，拓展了护理教育的视野。

本套教材以专业培养目标为导向，以职业技能教育为根本，满足学科需要、教学需要、社会需要，既可以作为医学院校高等职业教育护理专业的教材，也可以作为临床医护人员了解和掌握护理问题的参考书。教材的编写得到全国多所医学院校领导及广大教育工作者大力支持和帮助，百余位奋斗在教学、科研和临床一线的学者专家，群策群力，同心同德，汇集各自的智慧和心血，阐述护理专业知识，介绍学科最新进展，汇编成本套教材，在此表示由衷感谢。

由于水平所限，整套教材编写存在提法不当和不足之处，诚挚期待医学教育界同仁和广大读者予以批评指正。

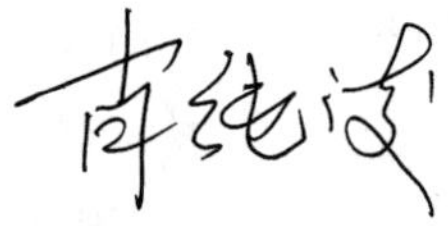

前　言

随着社会的进步和发展，人们的生活节奏加快，压力增大，竞争加剧，精神卫生问题也日渐突出，精神障碍的发病率逐年增加，已成为影响人们生活质量和健康的重要社会问题，因此精神障碍的防治和护理工作，也日渐凸显其重要性。到今天为止，对精神障碍患者的护理逐渐形成了以患者为中心，从患者的身心、家庭、社区等多方面出发的整体化护理模式。本教材的编写也是顺应社会发展的要求，符合高等职业教育培养实用技能型人才的培养目标。《精神科护理学》已成为高等职业教育护理专业的必修课，也是护士执业资格考试的内容之一。

本教材主要供高等职业教育护理专业学生使用。编写中以培养学生在学习精神障碍的防治和护理中的知识、技能和素质目标为主，以“必需、够用”为度，强调理论与实践一体化，对精神障碍护理的基本技能如接触、沟通、观察、记录，以及精神科的基础护理等做了详细的介绍，对常见的精神障碍的护理也重点介绍了护理评估和护理措施，让学生在学习精神障碍理论知识的同时掌握必需的护理技能。同时附有配套教材，让学生学习时作为参考，以强化和巩固知识 。

本教材的特点：

1．设置“学习目标”、“案例”、“知识链接”、“考点”、“小结”。这样可便于学生明晰本章节要达到的目标，通过“护理案例”的分析强化理论知识的记忆和实践技能的培养，对“考点”的提示使学生对重点内容加强记忆，章后“小结”使学生对整个章节的内容有系统性的掌握。

2．对于常见精神障碍患者的护理方面，在护理程序中均从生理、心理和社会方面进行描述，思路清晰，也符合现代护理模式的要求，学生学习时也容易理解和记忆，进入临床后会很快应用于实践。

3．主教材后附有教学大纲，便于教师在进行教学设计时参考，也便于学生在学习时明晰学习目标和掌握重点内容。

本教材的参编人员多数是双师型教师，有着多年的教学经验和实践经验；还有临床一线的护士，有 10 年以上的临床实践经验。在教材的编写中，本着科学、严谨、认真、负责的态度，但由于时间仓促，水平有限，难免有不当之处，恳请老师和学生在使用本教材的过程中多提宝贵意见和建议，对教材中的错误和不妥之处给予指正，以便改进和修订。

教材的编写得到了北京大学医学出版社、参编单位领导的关心和大力支持，在此表示感谢！感谢每一位编者在炎炎夏日辛勤的付出！

鹿瑞云

目　录

第一章 绪 论

学习目标	
学习目标	1. 归纳精神科护理学的发展简史。 2. 熟记关于精神科护理学的几个基本概念。 3. 说出精神科护理的工作任务。 4. 归纳精神科护理的内容特点。 5. 知道精神科护士的角色功能。

第一节 精神科护理学发展简史、发展趋势

一、发展简史

人们对精神障碍本质的认识走过了漫长而曲折的道路，由于精神障碍的特殊性，人们对它不像对其他疾病那样容易接受，致使精神科护理的发展经历了艰辛而漫长的过程。在古代，由于人们对精神障碍的认识没有摆脱迷信和超自然的观念，故对精神障碍患者采取非人道的方式，一直歧视、折磨他们，长期用铁链及监禁进行残酷管理，照顾的条件十分简陋，根本谈不上护理。因此，很多患者因误诊和各种并发症而丧失了生命。具有划时代意义的精神科护理是在 19 世纪以后的西方国家逐步出现的，大体分为以下几个阶段：

（一）萌芽期——1890 年以前

1860 年护理学的创始人南丁格尔（Nightingale）在英国伦敦创办了第一所护理学校，意味着护理成为一个专业。她提出护理身体疾病的同时还要做心理护理，她在一些著作中还论述了关于患者睡眠方面的护理，以及关于精神障碍患者伤人伤己的一些护理方法。

1873 美国精神科护理的先驱琳达·理查兹（Linda Richards）女士提出了对精神障碍患者的系统护理方案，并首次提出了评估患者应注重身体和心理两方面的内容，主张对精神障碍患者的护理质量应与一般躯体疾病患者护理质量相同，从而奠定了精神科护理的基础模式。精神科护士的角色开始受到重视，她被称为美国精神科护理的先驱者。

1882 年，美国马萨诸塞州的马克林医院创设了专门为训练精神科护士而开办的护理学校，学制 2 年。护理内容仅限于将内外科的护理应用于精神科护理中，主要为保护和管理的技巧，心理护理的内容仅提到了在护理中要耐心和亲切，精神科护理的主要工作是照顾躯体的各种功能，如给药、供给营养、提供个人卫生照顾和参加病房活动。

（二）发展期——1890—1940 年

19 世纪末 20 世纪初，出现了大批的精神医学专家，如德国医生克雷珀林（1855—1926 年）对精神病的病因、诊断、治疗进行了大量的研究，并对精神障碍进行了分类，创立了“描述性精神医学”，因此他被称为“精神病学之父”。

19 世纪末弗洛伊德（1856—1939 年）创立了心理分析学派。他利用自由联想和梦的解

析了解人的心理症结，他的成就突破了“器质性病因论”的研究瓶颈，将精神医学带入了“心因性病因论”的研究范畴，被认为是精神医学的第二次革命。

随着精神医学研究的逐渐繁荣，精神障碍的治疗也发展迅速，许多治疗方法开始在精神科应用，如深度睡眠治疗（1830年）、胰岛素休克疗法（1933年）、精神外科疗法（1935年）以及电休克治疗（1938年）。加上住院患者的增加，需要有经验的精神科护士负责患者的护理，精神科护士由对患者的生活护理扩展到治疗性护理，要每时每刻注意患者的变化，要对患者表现出接纳、尊重、理解，把患者看成是有问题的个体，设法调动患者的兴趣，让其参与到社会现实中去。

（三）成熟期——1940年至今

20世纪50年代以后，精神药物（氯丙嗪）的广泛应用从根本上改变了精神科治疗的困境，加上精神科病房开放政策的推行，精神障碍患者的管理模式从医院管理扩展到社区和家庭管理，精神科护理的工作范围也逐渐扩展至对精神障碍的预防。

1977年以后，随着医学模式的转变，精神科护理的概念已从传统的生物医学模式扩展至生物-心理-社会综合医学模式，从护理患者的躯体问题扩展至综合护理躯体的、心理的、社会功能的问题，护理工作的内容也涵盖了一至三级精神卫生内容，精神科护士的责任也变得更重，需要的专业知识也更丰富。

20世纪80年代以来，精神残疾的社区康复受到重视，世界卫生组织提倡以社区为基础的心理康复，动员家庭和社会力量参与到精神障碍患者的心理社会康复中，促使慢性精神障碍患者返回社会。

我国精神科护理事业是在新中国成立后才逐渐受到重视的，并在全国各地相继建立了精神专科医院，增加床位，不断改善设施条件，制订了规章制度，加强了技术力量，招收护理学校毕业生从事精神科护理工作。医护人员均本着人道主义精神把精神障碍患者从关闭的房间和约束的管理中解放出来，开展和组织患者参加工娱治疗和文体活动，实行了定期回家看望亲人的外出制度。1958年，广大精神科医护人员更新观念，进一步让精神障碍患者过正常化生活，实行了开放型管理制度，让患者参与病房管理，护士做到尊重、爱护、关心、体贴患者，指导并帮助他们战胜疾病，使患者认识到自己是社会、家庭中不可缺少的一员。这一改革充分证实此时已进入对患者的心理护理阶段，也体现了整体护理的内涵。

20世纪80年代初，我国恢复了高等护理教育，卫生部、各级政府、中华护理学会都很重视精神科护理队伍的建设和护理科研工作，并通过在职学习、脱产学习、自学考试、广播电视大学、高等学校等多种途径，在各地培养了大批的专科、本科及研究生护士从事精神科护理工作，使精神科护理的业务水平、教学及研究都有了很大的进步。

1990年成立了中华护理学会精神科护理专业委员会，制订了精神卫生保健护理的各项管理制度，各省、自治区、直辖市也相继成立了精神科护理专业委员会，极大地促进和推动了我国精神科护理的发展。

二、发展趋势

（一）社区-家庭化护理发展趋势

精神障碍患者大多数长期住院，这样不仅不利于其康复，反而因长期住院脱离社会，导致社会功能减退，因此应让患者尽量回归社会，尽量与正常人相处或生活在一起，指导亲朋好友，调整人际关系，提高适应能力，促进患者的康复，从而发展社区精神卫生工作，使精神障碍患者回归社会，回归家庭，这已成为必然趋势。

（二）精神科联系照会护理发展趋势

联系照会护理是一种护理业务模式，是当综合医院患者有精神方面的问题，在照顾方面困难时，主动邀请精神科资深护士来协助其解决问题。工作范畴不只限于医院，还可以扩展到社区内其他机构。

（三）开放型护理发展趋势

开放型护理是指精神障碍患者在住院期间根据病情状态不同，可自由进出病区，或周末、节假日回家或外出度假，与社区接触，与家人团聚，促进社会功能的恢复。实行开放型护理是精神专科医院发展的必然方向。

（四）康复护理发展趋势

精神障碍会导致患者精神残疾和社会功能受损害，这样会影响患者的生活质量，这既是一个医疗问题又是一个社会问题。训练患者的工作、学习、生活、社交技能是减少精神残疾的重要因素，因此康复护理是精神科护理发展的一个方向。

（五）综合性临床护理发展趋势

精神健康服务与躯体健康服务融为一体是发展的必然趋势，患者的心理问题将是护理发展的重点。西方国家趋向于发展包含精神科的综合医院。目前我国也趋向于两方面的发展：一是精神科机构内设立多种学科如神经科、内科等；二是精神科临床管理多样性，如家庭化、开放化、整体化等。

考点：精神科护理的发展趋势

第二节　精神科护理学的基本概念

一、精神

精神即心理，是人脑的功能，是脑对客观事物的反映。精神是通过精神活动表现出来的。精神活动即心理活动，包括心理过程和人格，心理过程分为认知、情感、意志行为三个过程，人格包括人格倾向性、人格心理特征和自我意识。心理过程是心理活动动态的表现形式，人格是心理活动静态的表现形式，两者不是彼此孤立的，而是相互联系、相互依存、相互统一的。人的心理是一个不可分割的有机整体，要用整体的、系统的观点来看待人的心理活动。

二、精神卫生

精神卫生也称心理卫生，是指积极有效地维护和促进人们的心理健康，预防精神障碍，保持身心健康，以适应各种环境（自然的、社会的、自我内环境的）的一些措施和方法。从工作目标看精神卫生有广义和狭义之分，狭义的精神卫生是指预防和治疗精神障碍；广义的精神卫生是指维护和增进心理健康，培养健全的人格，提高人们对社会的适应能力。精神卫生的内容是十分广泛的。不同的年龄阶段有不同的心理特点，精神卫生的内容也不尽相同。

三、精神障碍

精神障碍又称为精神疾病，是指在生物、心理、社会等各种因素作用下，导致大脑各种功能活动紊乱，出现认知、情感、意志行为等不同程度的异常，伴有主观痛苦体验和（或）社会功能损害，需要用医学方法进行干预的一类疾病。目前的精神障碍，不仅包括传统的、严重的重型精神障碍，也包括轻度临床症状和社会功能轻微受损的轻型的神经症、人格障碍和适应性障碍。

四、精神医学

精神医学过去称为精神病学，是研究精神障碍的病因、发病机制、临床表现、治疗、预防和康复的一门学科。其包括精神病学和精神卫生学两个主要方向，其中精神病学是临床医学的一个分支，重点研究精神障碍的诊断和治疗；精神卫生学是预防医学的一个分支，重点研究精神障碍的病因和预防，减少精神障碍的发生，进而维护和促进正常人群的心理健康水平。

五、精神科护理学

精神科护理学是以精神医学理论为指导，以护理学理论为基础，从生物、心理、社会三个方面研究和帮助精神障碍患者恢复健康，研究和帮助健康人保持精神健康、预防精神障碍的一门学科。精神科护理学是一门交叉性学科，它不仅与精神医学和护理学有关，还与心理学、社会学、行为医学、法学、伦理学及宗教等有着十分密切的关系。

第三节　精神科护理的工作任务、工作内容及特点

知识链接

对精神障碍患者的正确认识

多数人对精神障碍都有错误的观念，认为精神障碍患者是可怕的、可耻的、危险的、不可治愈的等。从事精神科工作的护士，首先要对精神障碍有正确的认识，消除错误的观念，然后才能耐心、细致地做好护理工作。

1. 精神障碍患者是一个独特的、具有与生俱来价值的人。

2. 精神障碍患者的行为是生理、心理与社会文化互动的结果，而不是所有的症状都是情绪障碍的表现。

3. 精神障碍患者的行为都是有目的的，包括幻觉和妄想也都是有意义的。

4. 精神障碍患者和一般人一样有喜、怒、哀、乐等情绪表现。

5. 精神障碍患者的某一部分行为偏离了一般人的行为规范，而非与一般人全然不同。

6. 精神障碍患者对其他患者的行为或周围环境的变化相当敏感，同时也较难适应新的环境和陌生的护士。

7. 精神障碍患者的进步虽然是缓慢的，但仍具有好转的潜力。

精神科护理工作的对象是精神障碍患者，他们的临床表现与躯体疾病患者的表现有很大不同。他们的精神活动发生紊乱，如出现幻觉，思维脱离现实，社会功能受损害，伤人、伤物，自伤、自杀，对疾病没有判断力，拒绝住院，不配合治疗、护理等表现，因此精神

科护理的工作任务和工作特点有其特殊性。

一、工作任务

1．研究和实施对精神障碍患者科学管理的方法和制度　确保医疗任务的完成和防止发生意外，为患者提供安全、舒适、温馨的治疗和生活环境。维护患者的利益和尊严，防止不良因素给患者造成的身心痛苦。

2．研究和实施接触、观察精神障碍患者的有效途径和技巧　通过有效沟通与患者建立良好的护患关系，探索和理解每个精神障碍患者的正常和异常内心体验，做出正确的护理评估，确立正确的护理目标，实施有效的护理措施，开展针对性的心理护理。

3．研究和实施对各种精神障碍患者治疗过程中的护理　精神障碍患者在药物治疗、电休克治疗、工娱疗法、心理治疗中，护士的积极参与及配合，对治疗效果起着至关重要的作用。

4．研究和实施护理观察和记录工作　对精神障碍患者的护理观察和记录是精神科护士的一项特殊任务，目的是协助诊断和实施有针对性的护理措施，并为医疗、护理、科研、教学、预防等工作积累资料，以及作为法律和劳动鉴定的参考依据。

5．研究精神科护理过程中相关伦理和法律问题　尊重精神障碍患者的人格和尊严，维护患者的利益和权利，保证患者的正常生活待遇。

6．积极开展精神卫生的宣教工作　对患者及家属、社区群众等开展精神障碍的宣传、教育和预防工作，包括普查、培训、随访、建立家庭病床的工作。

7．研究如何提高精神科护士的职业道德和业务素质　护士应具备健全的人格、稳定的情绪及同理心，关爱、理解、支持、尊重患者，同时提高专业学术水平和科研能力，更高质量地做好患者的护理工作。

二、工作内容及特点

（一）心理护理

做好心理护理对精神障碍患者来说非常重要。患者的各种异常的精神活动，很难引起周围人的理解和同情，甚至会遭到误解、指责、嫌弃、歧视等，这样会给患者带来很大的压力，不利于治疗和康复。

心理护理的重点是让患者能正确地认识和对待疾病，认识到住院的必要性和重要性，消除各种顾虑，积极、主动地配合治疗和护理，鼓励患者乐观地对待疾病过程中出现的各种困难，对疾病的康复有信心，能主动地参与到各项治疗和护理工作中。

良好的护患关系是做好心理护理的关键，护士要对患者有同理心、耐心、责任心，要对患者尊重、理解，让患者感到护士和蔼、有亲和力，感到自己被尊重、被理解，这样他们才能流露自己内心的想法，护士就可运用恰当的护理技巧和措施，做好心理护理。

（二）安全护理

安全护理对精神障碍患者来说尤为重要，也是精神科护理工作的重要组成部分。因为精神障碍患者存在认知、情感、意志行为的异常，尤其是处在症状活跃期时，某些行为具有危险性，如自伤、自杀、伤人、毁物、出走等，因此做好安全护理，不仅能保障患者的安全，还能提高医疗、护理质量。详见第三章。

（三）睡眠护理

各种精神障碍患者几乎都有睡眠障碍，睡眠的好坏与病情、服药密切相关，良好的睡眠有利于患者的康复，严重的失眠可导致病情恶化，甚至发生意外。因此做好睡眠护理，保证患者的良好的睡眠，对巩固疗效、稳定情绪、病情康复有重要意义。详见第三章。

（四）饮食护理

精神障碍患者受精神症状的影响，如幻觉、妄想，可能会食欲缺乏、拒食，或者因躁狂暴饮暴食、不知饥饱，或者因为服用药物后的锥体外系副作用导致吞咽困难，因此护士应针对不同的情况按时、按量、按病情需要给予患者适量的饮食，必要时应给予鼻饲和输液，以保证患者营养和水分的摄入。详见第三章、第四章。

（五）个人卫生护理

精神障碍患者受疾病的影响，生活自理能力下降或缺损，护士要协助患者做好个人卫生，确保患者定时洗澡、更换衣服；根据病情，患者洗澡时应有护士陪同，以防出现意外；确保患者定期理发、修剪指甲；对于月经期女性应做好患者的月经期卫生；对于卧床的患者，要经常擦浴、翻身，以防褥疮的发生；对于意向倒错的患者捡食脏物，要及时发现，加强护理，以免吃了有害物品。

（六）治疗护理

精神障碍患者受精神症状的影响，有些对自己的疾病缺乏自知力，不认为自己有病，无求治的愿望，不接受治疗，不配合，因此如何让治疗过程顺利进行，让患者获得必要、及时的治疗是精神科护理工作的重要环节。

各种治疗进行以前，护士要耐心、有技巧地向患者解释并讲清楚治疗的意义、目的，以取得患者的配合。

药物治疗是精神科常用的治疗方法，因此患者是否服药对症状的改善是非常重要的。必须保证患者按医嘱服药，要先发给配合治疗的患者，最后发给拒绝服药者，同时做好劝说工作。发药时要做好“三查八对”，亲自把药交给患者，并亲眼看着患者把药吃下方可离去，必要时要检查口腔，严防藏药或吐药。对于拒绝服药患者，要及时向医生报告，更改给药途径或治疗方法。详见第三章、第五章。

（七）康复护理

康复护理主要是帮助和指导精神障碍患者训练工作能力、学习能力、社交能力、生活能力，将精神残疾的程度降到最低，最大限度地发挥现有的社会功能，通过康复护理可以使患者因病造成的家庭功能丧失的状态得以改善，使患者早日重返病前的社会角色。

考点：精神科护理的工作内容及特点

第四节　精神科护士的角色及素质

一、角色功能

1．管理者的角色　精神科护士既是病房环境设施的管理者，又是患者组织的管理者。一方面为患者提供舒适、整洁、安全的治疗环境，另一方面要制订和组织实施对患者的管理，保证治疗和护理工作的正常运转。

2．治疗者的角色　精神科的多种治疗方法需要医护人员协作完成，如药物治疗、行为疗法、工娱治疗、家庭治疗、心理治疗、康复治疗等，护士既是执行者、协作者，又是治疗者。

3．协调者的角色　精神障碍由于其病因的复杂性，对它的预防和治疗需要多学科的配合和相互协作。在工作中护士发挥着协调者的功能，起着桥梁和纽带的作用，要负责联系和协调精神科医生、心理治疗师、社会工作者和家属，共同促进患者的康复，达到最佳的治疗和预防的效果。

4．咨询者的角色　护士与患者及家属接触过程中除了要掌握心理沟通技巧外，还应掌握与精神障碍有关的医学、护理学、心理学、社会学、伦理学有关的理论知识，掌握精神障碍的预防和康复训练的知识和技能，这样就能及时解答患者及家属提出的各种问题，提供各种信息，使他们获得心理支持和健康指导。

5．教育者的角色　精神障碍是一种慢性、反复发作的疾病，因此护士应向患者及家属进行宣教，让他们掌握一些精神障碍的预防、诊断、治疗、护理和康复的知识，使他们能发病后及时就医，康复期间规律性服药，使患者得到家庭和社会的良好照顾。

6．照料者的角色　这是护士的传统角色，就像父母照顾孩子一样照顾患者，照顾他们的饮食、睡眠、排便和个人卫生，照顾的同时也要尽可能指导他们学会自我照顾，给予他们鼓励和安慰，增强患者的安全感和信任感。

二、素质要求

（一）职业道德素质

1．敬业与奉献　精神障碍患者在病态情况下，无法控制自己的言行，会出现一些伤人、伤己的行为。作为护士，面对患者的暴力行为和粗暴的言语时，应充分理解患者的痛苦，正确理解患者的病态言行，正确理解自己工作的重要意义，耐心细致、全心全意地为患者服务。

2．尊重与关爱　精神障碍患者由于症状表现的特殊性，以及对自己的疾病没有自知力，因此护士不能对患者的症状说三道四，不能讽刺讥笑，更不能对患者变相虐待，应尊重其人格，与其建立良好的护患关系，时刻关爱患者，取得患者的信任与合作。

3．友善与宽容　精神障碍患者受症状的影响，会表现出一些不恰当的言行，面对这些，护士应表现出接纳、宽容、友善、理解的态度，让患者感受到护士的接纳与包容。

4．客观与公正　护士在护理患者的过程中，对出现的各种表现应客观、公正地进行观察和记录，并学会鉴别患者的正常行为和异常行为。

5．维护患者的权益　护士是患者的权益保护者，当患者丧失自理能力时，护士要给予患者人道主义的待遇，让患者能获得正常人一样的生活权利，还要保护患者的隐私，使之不受伤害。

（二）专业素质

1．精神医学的基本知识　护士应具备有关精神障碍、精神卫生的基本知识，如发病因素、临床表现、治疗方法、康复和预防，能够为患者提供良好的治疗环境，训练和指导患者康复，并进行精神卫生宣教。

2．护理学的知识与技能　护士运用护理学的理论和技能为精神障碍患者服务，做好心理护理、安全护理、日常生活护理、给药护理等，还应注重精神科的特点，对精神科的危机状态如暴力、自伤、自杀、出走等行为，做好防范和护理。

3．心理学的知识和技能　精神障碍患者的发病、康复多与心理社会因素有关。护理精神障碍患者时心理护理是重点内容之一，因此护士应掌握心理学、社会学方面的理论和技能，更好地帮助患者康复，提高护理质量。

（三）心理素质

1．健全的人格　即人格的各部分统一、稳定、和谐，具有良好的性格、稳定的气质、积极向上的人生观、丰富多彩的兴趣爱好。护士与患者进行护患沟通的过程中，自身的人格特质会对患者产生很大的治疗康复作用，因此护士应加强自身的人格修养，逐渐培养自己健全的人格。

2．正确的自我认知　即对自己的了解和探索，了解自己的个性特点、思维模式、行为模式、价值观，这样才能在护患沟通中更好地帮助患者康复。

3．稳定的情绪　了解自己的情绪、管理好自己的情绪，才不会将自己的情绪带入护患沟通中而影响患者。护士应培养自己稳定、积极、乐观等良好的情绪，给患者心理上的支持和帮助。

4．适当的同理心　即感受并理解别人内心状态的能力。在护患沟通中护士应及时、敏锐地体察和感受患者的心理变化，适宜地给予心理疏导和支持。

小结	一、精神科护理学的发展简史及发展趋势 （一）发展简史 萌芽期：1890 年以前；发展期：1890—1940 年；成熟期：1940 年至今。 （二）发展趋势 1. 社区－家庭化护理发展趋势。 2. 精神科联系照会护理发展趋势。 3. 开放型护理发展趋势。 4. 康复护理发展趋势。 5. 综合性临床护理发展趋势。 二、精神科护理学的基本概念 ①精神。②精神卫生。③精神障碍。④精神医学。⑤精神科护理学。 三、精神科护理的工作任务、工作内容及特点 （一）工作任务 1. 研究和实施对精神障碍患者科学管理的方法和制度。 2. 研究和实施接触、观察精神障碍患者的有效途径和技巧。 3. 研究和实施对各种精神障碍患者治疗过程中的护理。 4. 研究和实施护理观察和记录工作。 5. 研究精神科护理过程中相关伦理和法律问题。 6. 积极开展精神卫生的宣教工作。 7. 研究如何提高精神科护士的职业道德和业务素质。 （二）工作内容及特点 心理护理、安全护理、睡眠护理、饮食护理、个人卫生护理、治疗护理、康复护理。

小结	
小结	四、精神科护士的角色及素质 （一）角色功能 管理者的角色、治疗者的角色、协调者的角色、咨询者的角色、教育者的角色、照料者的角色。 （二）素质要求 职业道德素质、专业素质、心理素质。

（鹿瑞云）

第二章　精神障碍的基本知识

学习目标	
学	1. 说出精神障碍的发病因素。
习	2. 了解精神障碍的诊断分类。
目	3. 归纳、熟记精神障碍的各种症状、特点。
标	

第一节　精神障碍的病因学

精神障碍的病因学是研究精神障碍发生的原因和发病机制的基础科学。随着神经科学和遗传学的发展，人们对精神障碍的认识已有了很大进步和提高。精神障碍与其他躯体疾病一样，均是生物 - 心理 - 社会因素相互作用的结果。本节从生物因素、心理因素和社会因素三个不同层次简要介绍有关精神障碍的病因学研究现状。

一、生物因素

生物因素又称躯体因素，是指通过生物性途径影响中枢神经系统的功能，导致精神障碍的因素。生物因素大致可以分为遗传、神经发育、环境、感染、创伤、营养不良、化学物质、躯体疾病等。主要介绍以下几类：

（一）遗传因素

遗传因素是精神障碍生物学病因研究最早涉及的，并且已有较肯定的证据证明。遗传因素在某些精神障碍病因中有一定地位。如对 953 例精神分裂症患者的 2741 名一级亲属的调查发现，后者的精神障碍的患病率比一般人群高 10 ～ 15 倍，当父母双方均是精神障碍患者时，其子女的预期发病率为 38.7% ～ 68.1%，比一般人群高 80 ～ 100 倍。上海（1958 年）对 1198 例精神分裂症患者的 54576 名家属的调查显示，近亲中以父母及同胞的精神分裂症患病率最高。遗传学家认为，任何精神障碍都是个体遗传因素和环境因素共同作用的结果。目前，比较公认的是遗传因素在一些精神障碍中起了决定性作用，如精神分裂症、情感性精神障碍、人格障碍、精神发育迟缓等某些类型。但目前绝大多数的精神障碍都不能用单基因遗传来解释，它属于一种多基因遗传方式，多种致病基因中，没有哪一个起决定性作用，都只起微弱的致病作用。所以，与单基因遗传不同的是，遗传者表现的只是一种患病倾向或患病素质，只有那些遗传素质为易感性的个体才会发病，而且其严重程度、持续时间及预后也因人而异。

（二）感染因素

全身感染、中枢神经系统感染和其他系统感染均可引起精神障碍。病原体可为细菌、螺旋体、病毒、寄生虫等。最常引起精神障碍的感染有败血症、流行性感冒、肺炎、脑炎、神经梅毒以及获得性免疫缺陷综合征等。如人类免疫缺陷病毒进入脑内，产生进行性的认知行为损害，早期表现为记忆损害、注意力不集中及情感淡漠等，随着时间的推移，出现更为广泛的损害，如缄默症、二便失禁、截瘫等，严重者会造成痴呆。

（三）化学物质因素

各种对中枢神经系统有害的物质都可引起精神障碍。常见的有：

1．成瘾物质　海洛因、吗啡、苯丙胺、大麻是最常使用的成瘾物质，酒精滥用对中枢神经系统可造成严重损害，这些已成为全球重大的精神卫生问题之一。

2．医用药物　如阿托品、异烟肼、利血平以及皮质类激素都可引起精神障碍。

3．工业毒素　如苯、有机汞、四乙基铅等易挥发性物质和重金属均可引起中毒，出现急性或慢性精神障碍。

4．农药　在农村，有机磷农药使用不当是引起精神障碍的常见原因。

5．食物　蕈类食物，如小美牛肝蕈的大量进食，可引起意识错乱和幻视。

6．一氧化碳　冬季用煤炉或木炭取暖，致室内一氧化碳浓度过高，易使人中毒，可能遗留严重精神障碍。

（四）颅脑和内脏器官疾病因素

1．颅脑疾病　颅脑损伤、脑血管疾病、颅内肿瘤、脑变性疾病是引起脑器质性精神障碍的主要原因，特别是脑的弥漫性损害和位于额叶、颞叶、胼胝体、基底节和边缘系统的病变更易引起精神障碍。

2．内脏器官疾病　呼吸系统、循环系统、消化系统、泌尿系统、内分泌系统、代谢和结缔组织等疾病，如果引起水和电解质平衡失调、衰竭、缺氧、产生毒性中间代谢产物等，则影响了脑功能或发生脑器质性病变，均可导致精神障碍，如肝性脑病、肺性脑病、肾性脑病等。

（五）其他生物因素

1．年龄因素　年龄不是致病因素，而是某些精神障碍的重要发病条件。童年和少年期人群的脑功能尚未发育完善，非常容易受到损害，出现发育障碍，以及起病于童年和少年期的各种精神障碍。45 ~ 65 岁时，人类进入更年期，一些精神障碍在此期间可以出现第二个发病高峰期。65 岁以后，人类进入老年期，随着年龄的增加，阿尔茨海默病的发病率也迅速增加。

2．性别因素　性别也不是致病因素，但对一些精神障碍的发病有重要影响。例如，精神分裂症等精神障碍在月经期间会有症状加剧的倾向；抑郁症、神经症、阿尔茨海默病，发病率女性高于男性；产褥期妇女容易发生产后情绪低落等；物质依赖、反社会型人格等的发病率则男性远高于女性。性别与精神障碍的关系并不清楚，可能与性激素、社会心理因素都有关系。

二、心理因素

心理因素简称为心因，包括心理素质和心理应激两个方面。心理素质往往是条件因素，而心理应激常为致病诱因。

（一）心理素质

人格是个体心理素质的体现，特别是气质常反映个体的先天素质。人格的形成与先天的生物学基础及后天的生活环境均有密切的关系。如果在一个人的人格特征中，有一种或一种以上的表现强度明显地超过了正常范围，这就是异常人格，也称人格偏离；如果这种人格偏离对自身或社会造成了危害，就被视为人格障碍。

（二）心理应激

心理应激通常是指生活中某些事件引起个体精神紧张和感到难以应付而造成心理压力。任何个体都不可避免地会遇到各种各样的生活事件，这些生活事件常常是导致心理应激反应的应激源。某些强烈的精神刺激，可能引起应激障碍或癔症发作，如地震、火灾、战争、被强奸等。这种情况下心理应激起了主要的致病作用；而在一些精神障碍的发生中，心理应激所起的作用则很小，多是诱发因素，疾病的发生主要以生物因素为主，如精神分裂症、情感性精神障碍等功能性精神障碍。

三、社会因素

个体处于经常变动的社会环境中，在生命不同时期接受不同的社会影响，如幼年期主要受家庭环境影响，入学后则受学校环境的影响，进入社会后受到社会的影响，变化更多，情况更为复杂。就整体而言，一个社区、一个社会、一个国家以及国际社会都会对个人的行为和健康产生影响。

（一）社会文化

个体所处的文化背景对其身心健康可产生重要影响。低文化群体中的阿尔兹海默病患病率明显高于高文化群体。不同文化教育背景下的精神分裂症患者，其妄想的具体内容也有很大差异。在农村居民中，患者的妄想多为妖魔鬼怪等迷信内容；而城市居民患者的妄想则多为激光等高科技内容。这些现象说明社会文化对精神障碍发病以及心理健康的影响不可忽视。

（二）社会环境

城市化、工业化、移民的迁徙都会对精神障碍的疾病谱产生重大影响。20 世纪 80 年代末，由于受到国际社会的影响，我国海洛因依赖的患病率急剧上升。另一方面，随着社会生活的普遍改善，人均寿命延长，阿尔茨海默病和老年抑郁症的患病率有所增加，而由感染诱发的精神障碍则明显减少。随着社会变革，人口流动加快，可以预料某些旧的心理健康问题会逐渐得到解决，而新的问题又可能发生，值得引起重视。

（三）社会支持

当人们在面对生活事件或挫折时，来自家庭、朋友、单位、同事的关心、关注、同情、理解和援助被称为社会支持。良好的社会支持可以大大减轻应激对人们健康造成的不利影响。我国传统的家族观念和家庭结构被普遍认为具有良好的社会支持作用，有利于促进身心健康。

考点：精神障碍的病因

第二节　精神障碍的诊断分类

疾病分类学的目的是把种类繁多的不同疾病按各自的特点和从属关系，划分为类、种、型，以便形成系统，以促进互相交流，进行合理的治疗、预防与护理及预测疾病的转归。

《中国精神障碍分类与诊断标准》第 3 版（Chinese classification and diagnostic criteria of mental disorders, 3rd edition, CCMD-3）将精神障碍分为 10 大类。CCMD-3 兼用症状分类和病因病理分类方法，例如器质性精神障碍、精神活性物质所致精神障碍或非成瘾物质所致精神障碍、应激相关障碍中的某些精神障碍按病因病理分类，而功能性精神障碍则采用症状分类。我国对精神障碍的主要分类如下：

0　器质性精神障碍。

1　精神活性物质所致精神障碍或非成瘾物质所致精神障碍。

2　精神分裂症（分裂症）和其他精神病性精神障碍。

3　心境障碍（情感性精神障碍）。

4　癔症、应激相关障碍、神经症。

5　心理因素相关生理障碍。

6　人格障碍、习惯和冲动控制障碍、性心理障碍。

7　精神发育迟缓与童年和少年期心理发育障碍。

8　童年和少年期的多动障碍、品行障碍和情绪障碍。

9　其他精神障碍和心理卫生情况。

知识链接

ICD-10 分类

世界卫生组织编写的《疾病和有关健康问题的国际统计分类》，简称国际疾病分类法（International Classification of Diseases，ICD），此书目前已出到第 10 版（1992 年），简称 ICD-10，包括各类疾病。

第五章是关于精神障碍的分类，在精神科文献中，ICD-10 通常是 ICD-10 第五章的简称。

ICD-10 主要分类类别如下：

F00 ~ F09　器质性（包括症状性）精神障碍。

F10 ~ F19　使用精神活性物质所致的精神及行为障碍。

F20 ~ F29　精神分裂症、分裂症及妄想型障碍。

F30 ~ F39　心境（情感性）障碍。

F40 ~ F49　神经症性、应激性及躯体形式障碍。

F50 ~ F59　伴有生理障碍及躯体因素的行为综合征。

F60 ~ F69　成人的人格与行为障碍。

F70 ~ F79　精神发育迟缓。

F80 ~ F89　心理发育障碍。

F90 ~ F98　通常发生于儿童及少年期的行为及精神障碍。

F99　待分类的精神障碍。

知识链接

DSM-Ⅳ分类

美国的精神障碍分类系统称为《精神障碍诊断和统计手册》(diagnostic and statistical manual of mental disorders, DSM)，DSM-Ⅲ于1980年出版，其分类框架较前两版有较大的修订，如取消了精神病与神经症的严格划分，取消了神经衰弱的诊断类别，并对每个诊断都定出了一个诊断标准，使诊断的一致性大为提高。另外还提出了多轴诊断的概念（但仍以临床轴为主）。1994年出版了第4版（DSM-Ⅳ）。DSM系统具有较大的影响，是制订ICD-10的参照标准。DSM-Ⅳ系统将精神障碍分为十七大类：

1. 通常在儿童和少年期首次诊断的障碍。
2. 谵妄、痴呆、遗忘及其他认知障碍。
3. 由躯体情况引起、未在他处提及的精神障碍。
4. 与成瘾物质使用有关的障碍。
5. 精神分裂症及其他精神病性障碍。
6. 心境障碍。
7. 焦虑障碍。
8. 躯体形式障碍。
9. 做作性障碍。
10. 分离性障碍。
11. 性及性身份障碍。
12. 进食障碍。
13. 睡眠障碍。
14. 未在他处分类的冲动控制障碍。
15. 适应障碍。
16. 人格障碍。
17. 可能成为临床注意焦点的其他情况。

第三节　常见的精神症状

对精神障碍的病因和发病机制的认识尚有待深入，所以精神障碍主要是根据症状的特点而非病因来进行诊断与分类，因此，学习正确辨认精神障碍的症状，是做好精神科护理工作的第一步。可以说，不认识精神症状，就无法从事精神科护理工作。即使在非精神科工作，识别精神症状也是护理工作的重要内容。

精神症状是指通过人的外显行为，如言谈、书写、表情、动作行为等表现出来的异常的精神活动。每种精神症状均有其明确的定义，并具有以下特点：①症状的出现和消失不受患者意识的控制；②症状的表现形式和内容与周围客观环境不相称；③症状给患者带来痛苦或不同程度地损害其社会功能。

判定某一种精神活动是属于病态还是正常，一般从三个方面进行对比分析：①纵向比较，即与其过去一贯表现相比较，精神状态的改变是否明显。②横向比较，即与大多数正常人的精神状态相比较，差别是否明显，持续时间是否超出了一般限度。③应注意结合当事人的心理背景和当时的处境进行具体分析和判断。在观察精神症状时，不但要观察精神症状是否存在，而且要观察其出现频度、持续时间和严重程度。

精神症状并不是每时每刻都存在的，因此必须仔细和反复观察。第一，精神症状的检查方法主要是交谈和观察。在检查中首先应确定患者是否存在精神症状以及存在哪些精神症状。第二，应了解症状的强度、持续时间的长短，并评定其严重程度。第三，应善于分析各症状之间的关系。第四，应重视各症状之间的鉴别，减少误诊。如患者不语，面部无表情，是情感淡漠、抑郁，还是锥体外系症状的“面具脸”，有时难以做出正确的结论。第五，应学会分析和探讨各种精神症状发生的可能诱因或原因及影响因素，包括生物、心理和社会因素，以利于帮助患者消除症状。

一、认知过程障碍

认知过程包括感觉、知觉、思维、注意、记忆等。

（一）感觉障碍

感觉是大脑对直接作用于感觉器官所产生的客观事物个别属性的反映，如形状、颜色、大小、重量和气味等。多见于神经系统器质性疾病和癔症。

1．感觉过敏　是对外界一般强度的刺激感受性增高，对一般性刺激难以忍受。如感到阳光特别刺眼，声音特别刺耳，轻微的触摸皮肤感到疼痛难忍等。多见于神经症、更年期综合征等。

2．感觉减退　是对外界一般刺激的感受性减低，感觉阈值增高，患者对强烈的刺激感觉轻微或完全不能感知（后者称为感觉缺失）。见于抑郁状态、木僵状态和意识障碍。感觉缺失见于癔症，称为转换性症状，如失明、失聪等。

3．内感性不适　系指躯体内部产生的各种不舒适或难以忍受的异样感觉，且往往难以表达，如牵拉、挤压、游走、溢出、转动、蚁爬感等。性质难以描述，没有明确的局部定位，可继发疑病观念。多见于神经症、精神分裂症、抑郁状态和躯体化障碍。

（二）知觉障碍

知觉是一种事物的各种不同属性反映到脑中进行综合，并结合以往的经验，在脑中形成的整体的印象。知觉障碍是精神科临床上最常见的，而且是许多精神障碍的主要症状。常见的主要障碍有错觉、幻觉和感知综合障碍。

1．错觉　指对客观事物歪曲的知觉，也是把实际存在的事物歪曲地感知为与实际完全不相符的事物。正常人在光线暗淡、恐惧、紧张和期待等心理状态下可产生错觉，经验证后可以纠正，临床上多见错听和错视。而病理性错觉常在意识障碍时出现，带有恐怖色彩，多见于器质性精神障碍的谵妄状态。如谵妄的患者把输液瓶标签上的一条黑线看成是蜈蚣在爬动。

2．幻觉　指没有现实刺激作用于感觉器官时出现的知觉体验，是一种虚幻的知觉。如无人在场时，患者听到责骂他的声音，或看到某人在窗外。幻觉是临床上最常见而且重要的精神病性症状，常与妄想合并存在。

根据其所涉及的感官分为幻听、幻视、幻嗅、幻味、幻触、内脏性幻觉等。

（1）幻听：临床上最常见，可听到单调的或复杂的声音，其内容多种多样。非言语性幻听属原始性幻听，如机器轰鸣声、流水声、鸟叫声，多见于脑局灶性病变。最多见的是言语性幻听，常具有诊断意义。幻听的内容通常是对患者的命令、赞扬、辱骂或斥责，说话的方式也不一致，有的是个别人的声音，有的是几个人或一群人议论。因此患者常为之苦恼或不安，并产生拒食、自伤或伤人行为。有时“声音”把患者作为第三者，内容是几个人议论患者。幻听常影响思维、情感和行为，如侧耳倾听，甚至与幻听对话，破口大骂，也可能出现自杀以及冲动毁物的行为。幻听可见于多种精神障碍，其中评论性幻听、议论性幻听和命令性幻听为诊断精神分裂症的重要症状。

案例

某男，27岁，患者入院后对医生讲常听到屋外有单位领导谈论自己的声音，说“我不听话，不爱学习，工作不积极，还破坏团结”等。因此常向窗外回答说：“你们冤枉我，我要辩解。”临床诊断：精神分裂症。

（2）幻视：为常见的幻觉形式。内容也较丰富多样，形象可清晰、鲜明和具体，但有时也比较模糊。从单调的光、色、各种形象到人物、景象、场面等。在意识障碍时，幻视多为生动、鲜明的形象，并常具有恐怖性质，多见于躯体疾病伴发精神障碍的谵妄状态。在意识清晰时出现的幻视见于精神分裂症。

（3）幻嗅：患者闻到一些难闻的气味，如腐败的尸体味、化学物品烧焦味、浓烈刺鼻的药物气味以及体内发出的气味等，往往引起患者产生不愉快的情绪体验，常与其他幻觉和妄想结合在一起。如患者坚信他所闻到的气味是坏人故意放的，从而加强了被害妄想，可表现为捏鼻动作或拒食，可见于精神分裂症。

（4）幻味：较少见，患者尝到食物内有某种特殊的怪味道，因而拒食。常继发被害妄想，主要见于精神分裂症。

（5）幻触：也称皮肤或黏膜幻觉。患者感到皮肤或黏膜上有某种异常的感觉，如麻木感、通电感、虫爬感、针刺感等，也可有性接触感。可见于精神分裂症或器质性精神病。

（6）内脏性幻觉：是对躯体内部某一部位或某一脏器的一种异常知觉体验。患者能清晰描述自己的某一内脏在扭转、断裂、穿孔，腹腔内有虫爬行等，常与疑病妄想、虚无妄想或被害妄想伴随出现，多见于精神分裂症或抑郁症。

就幻觉体验的性质，可分为真性幻觉和假性幻觉。

（1）真性幻觉：来源于主观空间以外，且体验到的幻觉形象鲜明，如同外界客观事物形象一样，存在于外部客观空间，是通过感觉器官而获得的。患者常叙述这是他亲眼看到的、亲耳听到的。因而患者常常坚信不疑，并对幻觉做出相应的情感与行为反应。

（2）假性幻觉：来源于主观空间以内，幻觉形象不够鲜明生动，如在脑内、体内。幻觉不是通过感觉器官而获得的，如听到肚子里有说话的声音，可以不用自己的眼睛就能看到头脑里有一个人像。虽然幻觉的形象与一般知觉不同，但是患者却往往非常肯定地认为他的确是听到了或看到了，对此坚信不疑。

3．感知综合障碍　是对客观现实的一种错误的歪曲知觉。指患者对客观事物能感知，但对某些个别属性如大小、形状、颜色、距离、空间位置等产生错误的感知，多见于癫痫、脑器质性精神障碍，临床上常见以下几种：

（1）视物变形症：患者感到周围的人或物体的大小、形状、体积等发生了改变。看到物体的形象比实际增大称作视物显大症，比实际缩小称为视物显小症。如患者家里养了一只小宠物狗，患者感到像动物园里的老虎一样大。

(2) 空间知觉障碍：患者感到周围事物的距离发生改变，如候车时汽车已驶进站台，而患者仍感觉汽车离自己很远。

(3) 时间感知综合障碍：患者对时间的快慢出现不正确的知觉体验。如感到时间在飞逝，似乎身处于“时空隧道”之中，外界事物的变化异乎寻常地快；或者感到时间凝固了，岁月不再流逝，外界事物停滞不前。

(4) 现实解体（非真实感）：患者感到周围事物和环境发生了变化，变得不真实，视物如隔一层帷幔，像是一个舞台布景，周围的房屋、树木等像是纸板糊成的，毫无生气；周围人似没有生命的木偶等。对此患者具有自知力。见于抑郁症、神经症和精神分裂症。

(三) 思维障碍

思维是人脑对客观事物间接概括的反映，是人类认识活动的最高形式。由感知所获得的材料，经过大脑的分析、比较、综合、抽象和概括而形成概念，在概念的基础上进行判断和推理，这整个过程称为思维。思维通过言语或文字来表达。正常人的思维有以下几个特征：①目的性，思维指向一定的目的，解决某一问题；②连贯性，指思维过程中的概念是前后衔接、相互联系的；③逻辑性，指思维过程符合思维逻辑规律，有一定的道理；④实践性，正确的思维是能通过客观实践检验的。思维障碍的临床表现多种多样，主要包括思维形式障碍和思维内容障碍。

1．思维形式障碍　包括思维联想障碍以及思维逻辑障碍。常见的症状如下：

(1) 思维奔逸：又称观念飘忽，是指思维联想速度加快、数量增多、内容丰富生动。思维有一定的目的性，说话滔滔不绝。出口成章，能言善辩，口若悬河，且有夸大色彩，诉述时大脑反应快，特别灵活，思维敏捷，概念一个接一个地不断涌现出来。说话增多，语速加快，说话的主题极易随环境而改变（随境转移），也可有音韵联想（音联），或字意联想（意联）。由于思维常转换主题，不能贯彻到底，往往一事无成，缺乏客观效果。此症状多见于躁狂症。

案例

某女，50岁，医生请患者读当天的报纸，标题是“朝着光明的道路前进”。患者边读边加以说明：“朝即是朝廷的朝，革命不是改朝换代，我们家门是坐北朝南，朝字上下有两个十字，中间有个日字，子曰学而时习之，朝字左半有日字，右半有月字，两字合起来念明，光明黑暗，开灯关灯，电灯管儿灯。（医生催她念报）朝中方、四方形、三角形、几何面、方的、圆的，不以规矩不能成方圆……”此时，进来一位老医生，患者马上站起让座，说向白衣战士学习，向白衣战士致敬。（音联、意联、随境转移。）临床诊断：双相情感障碍躁狂发作。

(2) 思维迟缓：又称抑制性思维联想障碍，与思维奔逸相反，联想速度减慢、数量减少和困难。患者表现为言语缓慢，语量减少，语声低沉，反应迟钝。患者自觉脑变笨，反应慢，思考问题困难，回答问题非常困难。患者感到“脑子不灵了”、“脑子迟钝了”，多见于抑郁症。

(3) 思维贫乏：此类症状在外表上虽与思维迟缓相似，但本质不相同。主要特征是思想内容空虚，联想数量减少，概念与词汇贫乏。患者体验到脑中空洞无物，没有什么东西可想。表现为沉默少语，谈话言语空洞单调或词穷句短，回答简单。严重的患者也可以什么问题都回答不知道。见于精神分裂症、脑器质性精神障碍及精神发育迟缓。

(4) 思维散漫（思维松弛）：是思维的目的性、连贯性、逻辑性障碍。患者思维活动表现为联想松弛，内容散漫，对主题及用意不易理解，一个问题与另外一个问题之间缺乏联系，缺乏一定的逻辑关系。说话东拉西扯，以致别人弄不懂患者要阐述的是什么主题思想。对问话的回答不切题，感到交谈困难。多见于精神分裂症。

(5) 思维破裂：表现为思维联想缺乏内在的连贯性和应有的逻辑性。概念之间联想断裂，建立联想的各种概念内容之间缺乏内在联系。表现为患者的言语或书写内容有结构完整的句子，但各句含义互不相关，变成语句堆积，整段内容令人不能理解。严重时，言语支离破碎，个别词句之间也缺乏联系，成了语词杂拌。多见于精神分裂症。

案例

某男，22岁，医生问："你是哪里的？"患者答："这是多余的问题，卫星照在太阳上，阳光反射到玻璃上，跟着我不能解决任何问题，马马虎虎，捣捣浆糊。"问："你近来好吗？"答："我不是坏人，家中没有房产，计算机病毒是谁捣的鬼，我想回家。"临床诊断：精神分裂症。

(6) 病理性赘述：表现为在叙述事物时，对细节问题做不必要的、过分详细的赘述，以致主题不突出，一些无意义的繁文细节掩盖了主题，思维活动停滞不前、迂回曲折，联想枝节过多，无法使患者讲得扼要一点，一定要按患者原来的方式讲完。见于癫痫、脑器质性及老年性精神障碍。

案例

某男，44岁，当医生问"你们工厂几点上班"时，患者答："我每天七点起床，洗脸，漱口，到厂对面的锅炉房打水，那里的开水很热，锅炉房有值班的老头，六十多岁了，他有一个孩子，大概是七八岁的样子，孩子的妈妈常来，提着一个篮子，里头放着吃的东西，我打开水时碰见过她。洗完脸后才去食堂吃饭，人很多，要排队，我每天吃一大碗稀饭、两个馒头、一分钱咸菜，工人常常吃完饭打乒乓球，我不会打，所以吃完饭就上班了，不到八点就开始工作……"临床诊断：麻痹性痴呆。

(7) 思维中断：又称思维阻滞。患者无意识障碍，又无外界干扰等原因，思维过程突然出现中断。表现为患者说话时突然停顿，片刻之后又重新说话，但所说内容不是原来的话题。常见于精神分裂症。

(8) 思维插入：思维插入指患者感到有某种思想不是属于自己的，不受他的意志所支配，是别人强行塞入其脑中，往往突然出现，迅速消失。多见于精神分裂症。

(9) 强制性思维：又称思维云集。患者体验到强制性地涌现大量无现实意义的联想，甚至是患者十分厌恶的意念，并迅速消失。多见于精神分裂症。

(10) 思维化声（思维鸣响）：又称思维回响，属特殊形式的幻觉。患者想到什么，就听到（幻听）说话声讲出他所想的内容，也就是说幻听内容就是患者当时所想的事。如患者想喝水即出现“喝水，喝水”的声音。多见于精神分裂症。

（11）思维扩散：患者体验到自己的思想一出现，即尽人皆知，感到自己的思想与人共享，毫无隐私而言。见于精神分裂症。

（12）思维被广播：患者认为自己的思想通过广播而被扩散出去。见于精神分裂症。

（13）象征性思维：属于概念转换，患者用只有自己能理解的抽象概念代替了某一个具体概念，不经患者解释，旁人无法理解。如某患者经常反穿衣服，以表示自己为“表里合一、心地坦白”。常见于精神分裂症。

案例

某男，34岁，患者经常双臂舞动，有时将左腿放在右腿上，有时将右腿放在左腿上，有时双手捧着肚子或抱着头，患者对此行为不予解释。病情好转后回忆左臂代表全心全意为人民服务，右臂代表发挥人民的积极性，双臂摆动代表发挥大家的积极性全心全意为人民服务。左腿代表依靠群众，右腿代表克服困难，左腿放在右腿上代表依靠群众克服困难，右腿放在左腿上则代表克服困难依靠群众，双手捧着肚子代表保护人民，抱着头代表保护领导。临床诊断：精神分裂症。

（14）逻辑倒错性思维：患者的思维活动中，逻辑规律与推理发生了离奇古怪、十分荒谬的障碍。既无前提也无根据，或因果倒置，推理离奇古怪，不可理解。可见于精神分裂症和偏执狂等。

案例

某女，27岁，凡遇异性，无论熟悉或陌生，年长或年幼，欲想拥抱，问其故，答：“我爱丈夫，所以我把自己的一切无私地贡献给了他，党是大公无私的，党号召每一个党员都要做无私的贡献，我热爱党，我要加入党组织，所以我要向所有的人，像我丈夫那样，向他们做无私的、一切的贡献。”临床诊断：精神分裂症。

（15）强迫观念：又称强迫性思维，指在患者脑中反复出现的某一概念或相同内容的思维，明知没有必要，但又无法摆脱。强迫性思维可表现为某些想法，反复回忆、反复思索无意义的问题，总是怀疑自己的行动是否正确。强迫性思维常伴有强迫动作。见于强迫症。

2．思维内容障碍　妄想是思维内容障碍中最常见、最重要的症状，是一种在病理基础上产生的歪曲的信念、病态的推理和判断。具有以下特征：①妄想的内容与事实不符，没有客观现实做基础，但患者坚信不疑，难以说服；②妄想内容均涉及患者本人，与本人利害有关；③妄想具有个人独特性；④妄想内容因文化背景和个人经历而有所差异，但常有浓厚的时代色彩。

妄想可分为原发性妄想和继发性妄想。

原发性妄想包括突发性妄想、妄想知觉、妄想心境或妄想气氛。患者突然感到当时所处环境发生了与其本人有关的异常气氛和情况变化，且多具有威胁性，内容不可理解，与既往经历、当前处境无关，也不是来源于其他异常心理活动的病态信念，是诊断精神分裂症的主要症状。

继发性妄想是发生在其他病理心理基础上的妄想，或在某些妄想基础上产生另一种妄想等。见于多种精神障碍。

按照妄想的结构可将其分为系统性妄想和非系统性妄想。

系统性妄想是指妄想内容是前后相互联系、有主题性、结构严密、逻辑性较强的妄想，且发生缓慢、隐蔽、渐进。

反之则称为非系统性妄想。

临床上通常按妄想的主要内容归类，常见的有：

（1）关系妄想：患者将环境中与自己无关的事物都认为与自己有关。如认为周围的人在一起说话聊天是在议论自己，别人吐痰是在蔑视自己，别人的一举一动都与自己有一定的关系。常与被害妄想伴随出现，主要见于精神分裂症。

案例

某女，21岁，患者近一年来不愿出门，也不与人接触，苦恼地说："路上的人特别注视我，他们的一举一动都是针对我的，有的人看到我就咳嗽，甚至吐痰，就是看不起我，故意贬低我，电视、电台、电影、报刊均含沙射影地评论我，说我这个人没有修养，素质差，说我是垃圾。"临床诊断：精神分裂症。

（2）被害妄想：是最常见的妄想之一。患者无中生有地坚信周围某些人在跟踪、监视、诽谤、隔离等，还进行打击、陷害、谋害、破坏。常与关系妄想同时存在。如某精神分裂症患者认为有人往饭菜里放毒，家中的饮用水中也有毒，有人故意要害他。患者受妄想的支配可拒食、控告、逃跑或采取自卫、自伤、伤人等行为。主要见于精神分裂症和偏执狂。

案例

某女，36岁，已婚，患者近半年来常独居一处，不与家人一起生活，平时自己买饭、烧水等，从不吃别人给自己做的饭、喝别人烧的水，对丈夫和孩子也不放心，戒备心强，说："他们一直想害死我，看我不注意，就往饭里或水里放毒，特别是我的丈夫，一心想让我死，他想找好的。"临床诊断：精神分裂症。

（3）物理影响妄想（被控制感）：患者认为自己的思想、情感和意志行为都受到外界的干扰、控制、支配、操控，如受到电波、电脑、超声波或特殊的先进技术控制而不能自主，并有不舒服的感觉。如患者觉得自己的大脑已被电脑控制，自己已是机器人。此症状见于精神分裂症。

案例

某男，42岁，患者3年来始终感到外部有一种特殊的仪器在控制自己，控制其思想、言语、行为甚至包括二便，认为自己处于“全控制”状态。当受到控制时，头脑非常难受，有紧束感，反应迟钝，不听自己指挥；四肢肌肉抽搐，背部发热难熬，早晨不让他起床，也不允许料理个人卫生。而当仪器关掉时，自己才是一个自由人。临床诊断：精神分裂症。

（4）夸大妄想：患者认为自己有非凡的才智、至高无上的权力和地位、大量的财富和发明创造，或是名人的后裔。可见于躁狂症和精神分裂症及某些器质性精神病。

案例

某男，42岁，患者近半年来，兴奋话多，自吹自擂。自称：自幼为国家领导人抚育，5岁参加长征，时任政委，参加过强渡大渡河、巧渡乌江、百团大战、上甘岭战役，现任陆海空三军总司令。而且说话时，兴高采烈，眉飞色舞，手舞足蹈。临床诊断：躁狂症。

（5）罪恶妄想（自罪妄想）：患者毫无根据地坚信自己犯了严重错误、不可宽恕的罪恶，以致国家和人民遭受了不可弥补的损失，应受严厉的惩罚。认为自己罪大恶极，死有余辜，以致坐以待毙或拒食自杀；患者要求劳动改造以赎罪。主要见于抑郁症，也可见于精神分裂症。

（6）钟情妄想：患者坚信某异性钟情于自己，采取相应的行为整日追求纠缠对方，即使遭到对方严词拒绝，仍毫不质疑，而认为对方在考验自己对爱情的忠诚，仍纠缠不休。主要见于精神分裂症。

（7）嫉妒妄想：患者无中生有地坚信自己的配偶对自己不忠诚，另有外遇。因此对配偶的物品加以检查，或对配偶进行跟踪、盯梢，拆阅别人写给配偶的信件，以寻觅私通情人的证据。多见于酒精所致精神障碍，可见于精神分裂症、更年期精神障碍。

案例

某女，25岁，20岁时结婚，夫妻感情一直很好。其夫作风正派。半年来坚信丈夫有外遇，丈夫上班，患者便尾随其后，见丈夫眼望过路女人就吵闹，说丈夫爱上那个女人了。丈夫上班时，患者便在机关门外等候，后来甚至坐在丈夫办公室门口，一见丈夫和女同志谈话就大怒，说他们在谈情说爱。丈夫开会，患者也要求在一旁看着。后来跟自己的母亲也吵起来，说母亲夺走了她的丈夫，和丈夫有暧昧关系。临床诊断：精神分裂症。

（8）疑病妄想：患者无根据地坚信自己患了某种严重的疾病或不治之症，因而到处求医，即使通过一系列的医学检查和验证，也不能改变患者的认识。严重时患者认为自己的内脏都不存在了，或都腐烂了，或脑变空了，成为虚无妄想。多见于精神分裂症和老年期精神障碍。

(9) 被洞悉感（内心被揭露感）：患者认为自己内心所想的事，未经语言文字表达就被别人知道了，但是通过什么方式被人知道则不一定能描述清楚。该症状对诊断精神分裂症具有重要意义。

案例

某男，28 岁，患者坚信有人在他身上安装了特殊的发射装置，自己头脑中想的事，周围人都知道。他说："我想去南京路，出门就看到一辆出租车停在马路边等我；我在一家饮食店吃小笼包子，想要一碟醋，服务员就将醋送到我的餐桌上；在家我想听一首某人的歌，打开收音机，就听到她在唱'心酸的浪漫'……你们不要再问我，我的事你们都知道，对我来说没有秘密。"临床诊断：精神分裂症。

（四）注意障碍

注意是指人的心理活动有选择地指向和集中于某客观对象的过程。注意的指向性表现出人的心理活动具有选择性和保持性。注意的集中性使注意的对象鲜明和清晰。注意过程与感知觉、记忆、思维和意识等活动密切相关。

注意分为被动注意和主动注意。被动注意又称不随意注意，是没有自觉的目的和不加任何努力而不自主的、自然的注意，它是人类对外界刺激发生的定向反应。例如，人们听到自己喜爱的歌声时，就会自然地去倾听、欣赏。主动注意，又称随意注意，是自觉的、有预定目的的，使注意指向一定的对象，它与意志活动、周围环境的主动适应活动紧密联系，与个人的思想、情感、兴趣爱好和既往体验有关。通常所谓的注意是就主动注意而言。

临床上常见的注意障碍有以下表现：

1. 注意增强　是主动注意的增强，指患者特别容易为某种事物所吸引或特别注意某些活动。如有妄想观念的患者，对环境保持高度的警惕，过分地认为别人的一举一动是针对他的；有疑病观念的患者注意增强，指向身体的各种细微变化，过分地注意自己的健康状态。见于神经症、偏执型精神分裂症、更年期抑郁症等。

2. 注意减弱　即主动及被动注意兴奋性减弱。注意的广度缩小，注意的稳定性也显著下降。由于注意力不集中，影响患者的记忆，可出现记忆的减退。多见于神经衰弱、脑器质性精神障碍及伴有意识障碍时。

3. 注意涣散　为主动注意明显减弱，注意力不易集中，注意稳定性降低。多见于神经衰弱、精神分裂症和多动与注意缺陷障碍（儿童多动症）。

4. 注意转移　主要表现为主动注意不能持久，注意稳定性降低，很容易受外界环境的影响而使注意的对象不断转换。可见于躁狂症。

5. 注意狭窄　指注意范围的显著缩小，主动注意减弱，当注意集中于某一事物时，不能再注意与之有关的其他事物。见于意识障碍或智能障碍患者。

（五）记忆障碍

记忆是既往事物和经验在头脑中的重现，是在感知觉和思维基础上建立起来的精神活动，包括识记、保持、再认、回忆四个基本过程。识记是记忆保存的前提，再认和回忆又成为某种客体在记忆中保存下来的结果和显现。对既往感知的事物不能回忆称为遗忘。人们对感知的事物不可能都能回忆起来，所以正常人也存在遗忘。越是新近识记的事物越是遗忘得快，遗忘的发展总是由近事记忆逐渐发展到远事记忆。临床上常见的记忆障碍如下：

1．记忆增强　指病理性记忆增强，是指对病前一些时隔很久不能够回忆的而且无关紧要的事物或体验都能回忆起来，在病后重新再现，甚至连细节也不遗漏。主要见于躁狂症和偏执状态患者。

2．记忆减退　是指记忆的识记、保持、再认和回忆四个基本过程普遍减退，极为多见。轻者表现为回忆的减弱，如记不住刚见过面的人、刚吃过的饭。严重时远记忆也减退，如回忆不起个人经历等。可见于较严重的痴呆患者。神经衰弱患者记忆减退都较轻，只是记忆困难。也可见于正常老年人。

3．遗忘　指患者失去了相当一部分或全部的回忆以往的经历和体验的能力。它不是记忆减退，而是一种回忆的丧失。一段时间的全部经历的丧失称作完全性遗忘，仅仅是对部分经历或事件不能回忆称作部分性遗忘。顺行性遗忘即紧接着疾病发生以后一段时间的经历不能回忆，遗忘的产生是由于意识障碍而导致识记障碍，不能感知外界事物和经历，如脑震荡、脑挫伤患者回忆不起受伤后一段时间内的事。逆行性遗忘是指回忆不起疾病发生之前某一阶段的事件，多见于脑外伤、脑卒中发作后，遗忘阶段的长短与外伤的严重程度及意识障碍的持续时间长短有关。界限性遗忘又称心因性遗忘，是指对生活中某一特定阶段的经历完全遗忘，通常与这一阶段发生的不愉快事件有关。见于癔症和应激障碍。

4．错构　是一种记忆的错误，患者对过去生活中曾经历过的事件，在发生的地点、情节特别是时间上出现错误回忆，并坚信是事实，且有相应的情感反应。多见于精神发育迟缓、脑器质性疾病、脑外伤性痴呆和酒精中毒性精神障碍。

5．虚构　也是一种记忆的错误，是指患者在回忆时将过去从未发生的事或体验，说成是确有其事。由于遗忘，患者以想象的、未曾亲身经历过的事件来填补自身经历的记忆缺损。由于虚构患者常有严重的记忆障碍，因而虚构的内容自己也不能再记住，所以其叙述的内容常常变化，且容易受暗示的影响。多见于各种原因引起的痴呆。当虚构与近事遗忘、定向障碍同时出现时称作遗忘综合征。多见于慢性酒精中毒所致精神障碍、颅脑外伤所致精神障碍及其他脑器质性疾病所致精神障碍。

（六）智能障碍

智能也称为智力，是复杂的综合精神活动的功能，反映的是个体在认识活动方面的差异，是对既往获得的知识、经验的运用，用以解决新问题、形成新概念的能力。智能活动与观察力、记忆力、注意力、思维能力、想象能力等密切相关，记忆本身不属于智能，智能和思维属于不同的概念范畴。它涉及感知、记忆、注意和思维等一系列认知过程。

一个人智能的高低可以从解决实际问题中反映出来，临床上常常通过一些简单的提问与操作，了解患者的理解能力、分析概括能力、判断力、一般常识的保持和计算能力、记忆力等，可对智能是否有损害进行定性判断，对损害程度作出粗略判断。另外，可通过智力测验方法测出智商，对智能进行定量评价。

智能障碍可分为精神发育迟缓及痴呆两大类型。

1．精神发育迟缓　是指先天或围生期或在生长发育成熟以前（18 岁以前），大脑的发育由于受到各种致病因素影响，如遗传、感染、中毒、头部外伤、内分泌异常或缺氧等因素，使大脑发育不良或受阻，智能发育停留在一定的阶段。随着年龄增长，其智能明显低于正常的同龄人。精神发育迟缓按 CCMD-3 的诊断标准分为四级：①智商在 50 ～ 69 之间为轻度精神发育迟缓；②智商在 35 ～ 49 之间为中度精神发育迟缓；③智商在 20 ～ 34 之间为重度精神发育迟缓；④智商在20以下为极重度精神发育迟缓。

2．痴呆　是一种综合征，可见于定向、记忆、理解、计算、学习等能力以及判断力的障碍，是后天获得的智能、记忆和人格的全面受损，但没有意识障碍。其发生具有脑器质性病变基础。临床主要表现为创造性思维受损，抽象、理解、判断推理能力下降，记忆力、计算力下降，后天获得的知识丧失，工作和学习能力下降或丧失，甚至生活不能自理，并伴有行为精神症状，如情感淡漠、行为幼稚及本能意向亢进等。

根据大脑病理变化的性质和所涉及的范围大小的不同，可分为全面性痴呆及部分性痴呆。

（1）全面性痴呆：大脑的病变主要表现为弥散性器质性损害，智能活动的各个方面均受到损害，从而影响患者全部的精神活动，常出现人格的改变、定向力缺乏，以及对疾病的分析和判断能力（即自知力）的缺乏。

（2）部分性痴呆：大脑的病变只侵犯脑的局部，如侵犯大脑血管的周围组织，患者只产生记忆力减退、理解力稍弱、分析综合困难等，但其人格仍保持良好，定向力完整，并具一定的判断和自知力，可见于脑外伤后以及血管性痴呆的早期。但当痴呆严重时，临床上往往与全面性痴呆难以区别。

在临床上，往往还可以见到另一些与痴呆类似的表现，但本质迥然不同。这类智能障碍主要是在强烈的精神创伤后可产生一种类似痴呆的表现，而大脑组织结构无任何器质性损害，称之为假性痴呆。预后较好，在短期内可以完全恢复正常。可见于癔症及反应性精神障碍。

（1）甘瑟综合征：又称心因性假性痴呆，即对简单问题给予近似而错误的回答，给人以故意做作或开玩笑的感觉。可伴有定向障碍、意识朦胧与幻觉。如一位20岁的患者，当问到她一只手有几个手指时，答“4个”，对简单的计算以近似答案回答，如“2+3＝4”。患者能理解问题的意义，但回答内容不正确。行为方面也有错误，如将钥匙倒过来开门，但对某些复杂问题反而能正确解决，如能下象棋、打牌，一般生活问题都能解决。

（2）童样痴呆：以行为幼稚、模拟幼儿的言行为特征。即成人患者表现为类似一般儿童稚气的样子，学着幼童讲话的声调说话、唱儿歌，自称自己才5岁，逢人就称阿姨、叔叔，甚至连进食、二便也需要人照料。

（七）自知力障碍

自知力又称领悟力或内省力，是指患者对自己精神障碍的认识和判断能力。即能否察觉或认识自己有精神异常，能否正确分析和判断，并指出自己以往和现在的表现、体验有什么不同，有哪些属于病态，是否能对这些精神症状进行实事求是的分析和评判。在临床上一般以精神症状消失、患者认识到自己的精神症状是病态的，为自知力恢复。

神经症患者有自知力，主动就医诉说病情。但精神病患者一般具有不同程度的自知力缺失，他们不认为自己有病，更不承认自己有精神病，因而拒绝治疗。

临床上将有无自知力及自知力恢复的程度作为判定病情轻重和疾病转归的重要指标。自知力完整是精神病病情痊愈的重要指标之一。自知力缺乏是精神病特有的表现。

（八）定向障碍

定向力又称定向能力，是指一个人对时间、地点、人物以及自身状态的认识能力。时间、地点、人物称为对周围环境的定向，自身状态称为自我定向。①时间定向：包括对当时所处时间如白天或晚上、上午或下午的认识，以及对年、季、月、日的认识。②地点定向（空间定向）：是指对所处地点的认识，包括所在的工作单位、学校、街道、所住的楼层等。③人物定向：是指辨认或了解周围环境中其他人物的身份及其与患者的关系。④自我定向：包括对自己姓名、性别、年龄及职业等状况的认识。

对环境或自身状况的认识能力丧失或认识错误即称为定向障碍。定向障碍多见于症状性精神病及脑器质性精神病伴有意识障碍时。定向障碍是意识障碍的一个重要标志，但有定向障碍不一定有意识障碍，例如酒精中毒性脑病患者可以出现定向障碍，而没有意识障碍。

双重定向，即对周围环境的时间、地点、人物出现双重体验，其中一种体验是正确的，而另外一种体验与妄想有关，是妄想性的判断或解释。如一名患者将医院认为既是医院又是监狱，或认为这里表面上是医院而实际上是监狱等。

考点：认知过程障碍的表现

二、情绪、情感过程障碍

情绪和情感在精神医学中常作为同义词，它们是指个体对客观事物的态度和因之而产生的相应的内心体验，如面部表情、肢体表情和声音表情等。这种喜、怒、哀、乐、爱、恨等体验和表情，总称为情感活动，它是人类对客观事物的主观态度。例如，当人们听到一个好消息时，就会产生高兴和喜悦的体验，流露出愉快的表情，并且带着甜蜜的微笑。相反，遇到一件伤心的事，则人们会产生悲哀和痛苦的体验，流露出忧愁的表情，并且哭泣。常见的情绪、情感过程障碍有：

1．情感高涨　情感活动明显增强，表现为不同程度的病态喜悦，自我感觉良好，有与环境不相符的过分的愉快、欢乐。语音高涨，说话时眉飞色舞，喜笑颜开，表情丰富，对任何事物都感兴趣。因其内心体验与周围环境协调保持完好，故能被他人理解，可产生共鸣，具有很大的感染力，高度自信，甚至夸大自我。常见于躁狂症。

2．情感低落　患者整日表现得忧心忡忡、唉声叹气、心境苦闷、愁眉不展、沮丧、悲观，觉得自己前途灰暗，外界的一切都不能引起他的兴趣，从而常自责自罪，严重时悲观绝望而出现自杀观念及自杀行为。常伴有思维迟缓、动作减少及某些生理功能的抑制，如食欲缺乏、闭经等。情感低落是抑郁症的典型症状之一。

3．情感淡漠　指情感活动减退，对外界刺激缺乏相应的情感反应，即使对与自身有密切利害关系的事情也无动于衷。患者对周围发生的事物漠不关心，面部表情呆板，贫乏内心体验。可见于单纯型精神分裂症残留型或精神分裂症。

4．情感倒错　指情感表现与其内心体验或处境不一致。如听到令人高兴的事时，反而表现得伤感；或在描述他自己遭受迫害时，却表现为愉快的表情。多见于精神分裂症。

5．情感不稳　表现为情感反应（喜、怒、哀、愁等）极易变化，从一个极端波动至另一个极端，显得喜怒无常，变幻莫测。与外界环境有关的轻度的情感不稳可以是性格的一种表现；与外界环境无相应关系的情感不稳则是精神障碍的表现，常见于脑器质性精神障碍。

6．情感幼稚　指成人的情感反应退化到童年时代的水平，如同小孩，变得幼稚，缺乏理性控制，易流露，反应快而强烈，没有节制和遮掩，与其自身的年龄、身份明显不相称。见于癔症或痴呆患者。

7．焦虑　是指在缺乏相应的客观因素情况下，患者表现为顾虑重重、紧张恐惧、担心害怕、唉声叹气，整日惶惶不安，以至于似有大祸临头。伴有心悸、出汗、手抖、尿频等自主神经功能紊乱症状。严重的急性焦虑发作，称为惊恐发作，常体验到濒死感、失控感，伴有呼吸困难、心搏加快等自主神经功能紊乱症状，一般发作持续数分钟至十几分钟。多见于焦虑症、恐怖症及更年期精神障碍。

8．恐怖　是指面临不利的或危险处境时出现的情感反应。表现为紧张、害怕、提心吊胆，伴有明显的自主神经功能紊乱症状，如心悸、气急、出汗、四肢发抖，甚至二便失禁等。恐怖常导致逃避等。对特定事物的恐怖是恐怖症的主要症状。恐怖也可见于精神分裂症早期。

9．易激惹　表现为因琐碎小事而引起的较强烈的情感反应，持续时间一般较短暂，如激动、发怒和冲动等。常见于疲劳状态、人格障碍、神经症、躁狂症或偏执型精神障碍。

10．病理性激情　是一类突然发作、非常强烈但是又较短暂的情感性精神障碍。患者意识不到因冲动而导致的后果，以致严重地伤害他人。多见于癫痫，也见于精神分裂症。

考点： 情绪、情感过程障碍的表现

三、意志行为过程障碍

意志是指人们在生活和社会实践中，确定了自己的目标，并克服种种困难，用自己的行动努力地去实现目标的心理过程。意志与认识活动关系密切，同样，意志和情感活动更是相互渗透。认识过程是意志的基础，而人的情感活动则可能成为意志行动的动力或阻力。在意志过程中，受意志支配和控制的行为称作意志行为。

（一）常见的意志障碍

1．意志增强　指病理性意志活动增多。在病态情感或妄想的支配下，患者可以坚持某些行为，表现出极大的顽固性，不惜付出代价，一意孤行地努力进行下去。例如：①躁狂症患者对什么都感兴趣，什么事都去做，终日忙忙碌碌，应接不暇，精力充沛，丝毫不感到疲劳；②有嫉妒妄想的患者坚信配偶有外遇，而长期对配偶进行跟踪、监视、检查；③有疑病妄想的患者到处求医问药，要求解除疾病痛苦；④在夸大妄想的支配下，患者夜以继日地从事无效的发明创造等。

2．意志减弱　指意志活动病理性显著减少。患者没有积极的情感支持和推动，以及出现明显的无能为力的状态，而致意愿甚至意向缺乏，动机不足。缺乏积极主动性及进取心，对周围一切事物无兴趣以致意志消沉，不愿参加任何活动，严重时日常生活都懒于料理。工作、学习感到非常吃力，即使开始做某事也不能坚持到底，甚至不能工作，整日呆坐或卧床不起。患者一般能意识到，但总感到做不了事情。常见于抑郁症。

3．意志缺乏　指意志活动病理性缺乏。患者缺乏与社会需求相联系的任何愿望活动，因而更谈不上任何动机和需求，不关心事业，也不要求学习和工作进步，生活处于被动状态，疏于亲人，生活缺乏主动性，处处需要别人督促和监管。严重时生活本能缺失，任何要求也没有，行为孤僻、退缩，且常伴有情感淡漠和思维贫乏。多见于残留型精神分裂症及痴呆。

4．意向倒错　主要是指患者的意向要求与一般常情相违背或为常人所不允许，以致患者的某些活动或行为使人难以理解。例如，患者伤害自己的身体，吃些正常人所不能吃、不敢吃或厌恶的东西。多见于青春型精神分裂症和偏执状态。

（二）动作行为障碍

简单的随意和不随意行动称为动作，如握手、点头、弯腰等。有动机、有目的进行的复

杂随意运动称为行为。动作及行为的异常，称为动作行为障碍或精神运动性障碍。精神障碍患者由于病态思维及情感障碍，常可导致动作及行为的异常。常见的动作行为障碍如下：

1．精神运动性兴奋　指动作、行为及语言显著增加。整体精神活动增强，常以情感高涨最为突出。可分为协调性和不协调性精神运动性兴奋两类：

（1）协调性精神运动性兴奋：患者不仅动作和行为的活跃程度增加，同时伴有思维、情绪、语言协调一致时称作协调性精神运动性兴奋，并和环境密切配合。患者的行为是有目的的、可以理解的，整体精神活动是协调的。多见于躁狂症。

（2）不协调性精神运动性兴奋：患者的言语、动作及行为的增多与自身的思维及情感活动不相协调。表现为动作单调杂乱，无动机及目的性，使人难以理解，所以精神活动是不协调的，与人及自然环境很不配合。如青春型精神分裂症的愚蠢、淘气的行为和装相、鬼脸等。谵妄时也可出现明显的不协调性精神运动性兴奋。

2．精神运动性抑制　与精神运动性兴奋相反，指行为、动作和言语活动的显著减少，整体精神活动降低。临床上包括木僵、蜡样屈曲、缄默症和违拗症。

（1）木僵：指在意识清晰的情况下，动作行为和言语活动的完全抑制或减少，并经常保持一种固定姿势。严重的木僵表现为不语、不动、不吃不喝、表情固定刻板、二便潴留，身体保持一定的姿态僵住不动，对各种刺激缺乏反应，如不予治疗，可维持很长时间。可见于精神分裂症，称为紧张性木僵。轻度木僵称作亚木僵状态，表现为问之不答、唤之不动、表情呆滞，但在无人时能自动进食，能排二便。可见于严重抑郁症、反应性精神障碍及脑器质性疾病所致精神障碍。

（2）蜡样屈曲：是在木僵的基础上出现的，患者的肢体可被任何人随意摆布，即便是不舒服的姿势，也较长时间似蜡塑一样维持不动。如将患者头部抬高似枕着枕头的姿势，患者也不动，可维持很长时间，称之为“空气枕头”。此时患者意识清晰，病愈后能回忆。多见于紧张型精神分裂症。

（3）缄默症：患者在意识清晰的情况下，缄默不语，也不回答问题，有时用手示意，语言活动受到抑制。见于癔症及紧张型精神分裂症。

（4）违拗症：患者对于外界要求他做的动作，不但不执行，反而表现出抗拒及相反的行为。若患者的行为反应与他人的要求完全相反则称作主动违拗，例如要求患者张开口时他反而紧闭口。若患者对他人的要求都加以拒绝而不作出行为反应，称作被动违拗。多见于紧张型精神分裂症。

3．刻板动作　是一种自发的异常运动。患者无意识地、机械刻板地做一些毫无意义的动作，重复某一单调的动作，常与刻板言语同时出现，如患者不断地拍打床沿或撕扯衣服等。多见于紧张型精神分裂症。

4．模仿动作　指患者无目的、无动机、十分机械地模仿别人的动作，常与模仿言语同时存在。见于紧张型精神分裂症。

5．持续动作　和持续言语一样，当周围人提出新的要求后，患者仍然持续重复刚才的动作，常和持续言语同时存在。

6．装相　又称作态，指患者做出古怪的、愚蠢的、幼稚的、做作的动作、姿势、步态与表情，说话时南腔北调，如做怪相、扮鬼脸等。多见于青春型精神分裂症。

考点：意志行为障碍的表现

四、意识障碍

在临床医学上，意识是指患者对周围环境及自身的认识和反应能力。精神医学对意识着重注意的是意识清晰与意识障碍。当意识障碍时精神活动普遍抑制，表现为：①感知觉清晰度降低、迟钝，感觉阈值升高；②注意难以集中，记忆减退，出现完全性遗忘或部分性遗忘；③思维变得迟钝、不连贯；④理解困难，判断能力降低；⑤情感反应迟钝、茫然；⑥动作行为迟钝，缺乏目的性和指向性；⑦出现定向障碍，对时间、地点、人物定向不能辨别，严重时对自我定向，如姓名、年龄、职业也不能辨认。定向障碍为意识障碍的重要指标，但仍应根据以上几点综合判断有无意识障碍。

意识障碍可表现为意识清晰度的降低、意识范围的缩小及意识内容的变化。临床上常见的意识障碍，以意识清晰度降低为主的有嗜睡、意识混浊、昏睡、昏迷，其他的有意识范围缩小或意识内容变化等。

（一）嗜睡

意识清晰度水平降低较轻微。主动注意明显受损，难以自觉而有效地开展精神活动。在安静环境下经常处于睡眠状态，但接受刺激后可以立即转醒，并能进行正常的交谈，只是比较简单，刺激一旦消失患者又入睡。见于功能性及脑器质性疾病。

（二）意识混浊

意识清晰度轻度受损，患者反应迟钝、缺乏表情、思维缓慢，注意、记忆、理解都有困难，有周围环境定向障碍，思维、语言功能受损，缺乏主动语言，能回答简单问题，但对复杂问题则茫然不知所措。此时吞咽、角膜、对光反射尚存在，也可出现原始动作如舔唇、伸舌、强握、吸吮和病理反射等。多见于躯体疾病所致精神障碍。

（三）昏睡

意识清晰度水平受损严重，主动、被动注意均丧失。环境意识及自我意识均丧失，思维、言语功能活动消失。患者对一般刺激没有反应，只有强痛刺激才能引起防御性反射，如以手指压患者眶上缘内侧时，可引起面肌防御反射。此时角膜、睫毛等反射减弱，对光反射、吞咽反射仍存在，深反射亢进，病理反射阳性，可出现不自主运动及震颤。

（四）昏迷

意识完全丧失，注意、记忆、认知、思维、言语功能消失，无情感体验及动作。以痛觉反应和随意运动消失为特征。对任何刺激均不能引起反应，吞咽、防御甚至对光反射均消失，可引出病理反射。多见于严重的脑部疾病及躯体疾病的垂危期。

（五）朦胧状态

朦胧状态指患者的意识范围缩小或狭窄，同时又伴有意识清晰度的降低。患者在狭窄的意识范围内，可有相对正常的感知觉，以及协调连贯的复杂行为，但对除此范围以外的事物都不能进行正确的感知判断。表现为联想困难、表情呆板或迷惘，也可表现为焦虑或欣快的情绪，有定向障碍，片段的幻觉、错觉、妄想以及相应的行为。常突然发生，突然中止，反复发作，持续数分钟至数小时，事后遗忘或部分性遗忘。多见于癫痫性精神障碍、脑外伤、脑缺氧及癔症。

（六）谵妄

在意识清晰度降低的同时，可产生大量的错觉、幻觉，以幻视多见，幻视及错视的内容多为生动鲜明而逼真的形象性的人物或场面，如见到昆虫、猛兽、神鬼、战争场面等。有的内容具有恐怖性，患者常产生紧张、恐惧情绪反应和相应的兴奋不安、行为冲动、杂乱无章行为。思维不连贯，不断喃喃自语，理解困难，有时出现片段妄想。患者的定向力全部或部分丧失，多数患者表现为自我定向保存而周围环境定向丧失。持续数小时至数日不等，一般与病情变化有关。意识恢复后可部分回忆，也可全部遗忘。以躯体疾病所致精神障碍及中毒所致精神障碍较多见。

（七）梦样状态

梦样状态是指在意识清晰度降低的同时伴有梦境样的体验。患者完全沉溺于幻觉、幻想的世界中，与周围环境失去联系，但外表好像清醒。对其幻觉内容过后并不完全遗忘。持续数日或数月，常见于感染中毒性精神障碍和癫痫性精神障碍。

考点：意识障碍的表现

小结

一、精神障碍的病因学

1. 生物因素　包括：①遗传因素；②感染因素；③颅脑和内脏器官疾病因素；④化学物质因素；⑤性别因素；⑥年龄因素。

2. 心理因素　包括：①心理素质；②心理应激。

3. 社会因素　包括：①社会文化；②社会环境；③社会支持。

二、精神障碍的诊断分类

依据CCMD-3。

三、常见的精神症状

（一）认知过程障碍

1. 感觉障碍　①感觉过敏；②感觉减退；③内感性不适。

2. 知觉障碍

（1）错觉。

（2）幻觉：①幻听；②幻视；③幻嗅；④幻味；⑤幻触；⑥内脏性幻觉。

（3）感知综合障碍：①视物变形症，②空间知觉障碍，③时间感知综合障碍；④非真实感。

3. 思维障碍

（1）思维形式障碍：思维奔逸、思维迟缓、思维贫乏、思维松弛、思维破裂、病理性赘述、思维中断、思维插入、思维化声、思维扩散、思维被广播、象征性思维、逻辑倒错性思维、强迫观念等。

（2）思维内容障碍：常见的妄想有：关系妄想、被害妄想、物理影响妄想、夸大妄想、罪恶妄想、疑病妄想、钟情妄想、嫉妒妄想、内心被揭露感等。

4. 注意障碍　注意增强、注意减弱、注意涣散、注意转移、注意狭窄。

5. 记忆障碍　①记忆增强；②记忆减退；③遗忘；④错构；⑤虚构。

6. 智能障碍　精神发育迟缓、痴呆。

小结	7. 自知力障碍　是指患者对其自身精神状态的认识能力。 8. 定向障碍　①时间定向；②地点定向；③人物定向；④自我定向。 （二）情绪、情感过程障碍 包括：情感高涨、情感低落、情感淡漠、情感倒错、情感不稳、情感幼稚、焦虑、恐怖、易激惹、病理性激情等。 （三）意志行为过程障碍 1. 常见的意志行为障碍　包括：意志增强、意志减退、意志缺乏、意向到错。 2. 动作行为障碍　包括：精神运动性兴奋、精神运动性抑制、刻板动作、模仿动作、持续动作、作态。 （四）意识障碍 包括：嗜睡、意识混浊、昏睡、昏迷、朦胧状态、谵妄、梦样状态。

（于连玉）

第三章　精神科护理的基本技能

学习目标

1. 描述与精神障碍患者接触的要求和技能。
2. 知道观察精神障碍患者的内容、方法和要求。
3. 说出精神科护理记录的规范要求。
4. 识别各分级护理的护理要点。
5. 熟记精神障碍患者的安全护理、睡眠护理、日常生活护理、给药护理。

精神障碍患者的临床特点为：其认知、情感和意识行为均发生紊乱，缺乏主诉，不能正确反映客观现实，其行为往往不能被正常人所理解。所以，精神科护理工作的基本技能、基本要求、方法，与躯体疾病患者有所不同，有其自身的特点。

第一节　与精神障碍患者的接触和沟通

案例

某女，40岁，大专学历，汉族，工人。因少眠、多疑、行为紊乱6年，加重半月就诊。患者于6年前由于离婚逐渐出现精神失常，主要表现为睡眠明显减少，有时甚至彻夜不眠。多疑，认为周围人说话是在议论她，有人要害她，自己的饭菜中都被人下了毒，认为自己想的事情，不说别人也知道，经常面对墙壁自言自语。心情差，经常发脾气，感到痛苦想自杀。因言行紊乱，难以管理，送入院。入院后体格检查无阳性发现。精神检查：患者在家人陪同下步入病房，衣着整齐，貌龄相当。入院后多独处，很少与人交往。对检查、治疗、护理被动服从，生活自理，饮食差。意识清晰，定向力完整，接触被动，有明显的关系妄想、被害妄想、被洞悉感，情感反应淡漠，意志活动减退，行为懒散，无自知力。临床诊断：精神分裂症。

接触患者、加强护患沟通是精神科护理的一项重要内容。精神科护理的独特性特别强调护士与患者的沟通和建立良好的人际关系。护士在日常工作中通过有目的地、主动地接触患者，起到了解病情、传递信息、护患沟通、教育指导的作用，而且接触越细致，越能深入了解患者的病情变化和心理需求等各方面的动态信息，从而帮助患者改善行为，安定情绪，促进康复。

一、基本要求

接触精神障碍患者的基本要求是从语言、态度、行为等方面给患者以积极的教育和影响，从而建立良好的护患关系，达到治疗性沟通的效果。

（一）正确认识精神障碍

精神障碍只是大脑功能的一部分偏离正常，他们的离奇怪异行为或冲动伤人行为是疾病的表现，无好坏、对错之分，在接触患者时，一方面应按与常人之间的规范交往，另一方面又要掌握病态行为的护理原则，不能以常人的标准来评判。正视精神障碍患者，接纳和尊重他们，勇于关爱，为他们的康复和生活提供一个有利的空间。

（二）了解和掌握病情

在接触患者时，护士首先要认识患者并了解患者的姓名、性别、年龄、职业、民族、籍贯、文化程度、生活习惯、宗教信仰、兴趣爱好、个性特征、婚姻家庭状况、病史、发病诱因及病中表现；掌握患者的精神症状、诊断、治疗、护理要点、特殊注意事项等。

（三）培养良好的自身素质

护士应仪表端庄、得体大方、精神饱满，用和蔼的态度、美好的语言、愉快的情绪给患者以轻松而又振奋向上的感觉，在道德、语言、动作、表情、姿态等方面，都应给患者以良好的形象，使患者对护士产生信任感和愉悦感。护士的良好素质有利于护患关系的建立和发展。

（四）正确使用言语和非言语沟通

正确的沟通方式具有收集资料、满足患者需求、解决健康问题和促进健康的治疗作用，称之为治疗性沟通。它是建立治疗性护患关系的重要手段。护士应掌握言语和非言语沟通的方法和技巧，以达到治疗性沟通的目的。

（五）建立良好的护患关系

护士在医院利用专业知识和技能，有目的、有计划地与患者接触沟通，所形成的关系称为治疗性护患关系，简称护患关系。良好的治疗性护患关系是做好护理工作的前提和基础。护士在工作中应根据具体情况采用主动 - 被动型、指导 - 合作型或者共同参与型的护患关系模式。

二、基本技能

精神科护理对象的表现因人而异，变化多端，他们的心理活动并非都属病态，也有正常的一面，护士应针对每一个患者的特点，采取不同的接触和沟通技巧。

（一）与一般患者的接触与沟通

1．对新入院安静合作的患者，要热情接待，做好入院宣教，安排床位。接触时，护士要注意采用倾听和集中主题等沟通技巧，做到采集信息、了解病情及良好护患关系的初步建立。

2．对某些思维障碍或暂时无法用言语来沟通的患者，可用观察、沉默和运用开放话题的沟通技巧。让患者觉察到护士在接纳和陪伴他，启发患者自由表述，可将沟通困难转为顺利进行。

（二）与特殊患者的接触与沟通

1．接触妄想患者时，以听为主，对患者所述之事不作否定或肯定，更不能和他争辩是非或取笑患者。对不同的妄想采取的护理手段也有所区别，如对钟情妄想的患者，需保持一定的严肃性，举止稳重，防止被患者视为钟情对象。

2．对于消极抑郁的患者，接触时，要给以新鲜而带有积极意义的语言刺激，启发患者回忆以往成功和快乐的事，努力倾听患者内心的痛苦，多安慰鼓励，这往往会使患者的负性情绪得到缓解。

3．接触精神运动性兴奋的患者时宜安详、镇静、温和，减少激惹因素。多用正面教育，表扬多于批评，要善于引导，将患者的注意力转移到有益于身心健康的其他方面去，切勿采取压制或者强制的处理方法。

4．木僵患者虽然看起来对外界毫无反应，但意识是清晰的。护士通过表情、眼神、动作、言语给患者以关怀和同情，做任何治疗、护理都应事先向患者解释清楚。但木僵患者有时可发生突然的冲动行为，应防止其他患者及工作人员受到伤害。

考点：与精神障碍患者接触的基本技能

第二节　对精神障碍患者的观察和记录

对精神障碍患者的护理观察与记录是精神科护理的重要环节。护士严密观察表情、言语、行为等，及时、准确、完整地书写护理记录，目的是及时掌握动态的病情变化，了解患者的心理状态和需要，使护理活动有目标、有针对性，以便及时提供有效的护理服务。

一、病情观察

护理观察不完全等同于医生的精神检查，观察中应体现对患者情况的全面了解，以防止护理行为的主观性和片面性。

（一）观察的内容

对一般患者应观察其住院是否安心、生活自理情况、睡眠、饮食、精神症状、心理状况、有无躯体不适及治疗副作用等。对特殊的患者应根据具体情况有所侧重，如伴躯体疾病者，注意观察体温、脉搏、呼吸、血压等方面的细微变化。

（二）观察的方法

精神障碍患者很多时候不会述说或将自己的不适归为错误的认知，因此，护士一定要主动地、有意识地观察。具体观察方法包括：

1．直接观察法　是与患者直接接触，面对面观察；或在患者独处时、与他人交谈时、参加集体活动时，护士直接观察患者的言语、表情、动作和行为，从而了解他们的精神症状、心理状况、身体状况等各方面的情况。

2．间接观察法　是护士通过同一病区的其他病友或患者的家属、朋友、同事了解患者的情况，或从患者的信件、日记、手工劳动中了解其病情的变化。对思想内容不肯暴露或者不合作的患者，间接观察是十分重要的手段。

考点：对精神障碍患者的观察方法

（三）观察的要求

1．护士在观察病情时，对患者住院期间各方面的表现都要进行观察，并将客观观察到的事实进行交班与记录，而不要随意加入自己的猜测，以免误导其他医务人员对患者病情的了解和掌握。

2．观察患者时要注意技巧，要使患者感到是在轻松地谈心、活动，要在患者不知不觉中进行，这时患者所表达或表现的情况才较为真实。

3．针对患者的具体情况和症状特点进行有侧重点的观察，要对患者的言语、表情、动作行为加以分析、判断，推测可能出现的问题。如恢复期患者情绪突然低落，家人探视后的患者情绪产生较大波动，常常是病情变化的重要线索。

二、护理记录

护理记录是医疗文书的一部分，是护士通过问诊、查体、辅助检查、诊断、治疗、护理等医疗活动获得有关资料，再经归纳、分析、整理形成的记录。同时它又是临床、教学、科研、护理、预防工作中不可缺少的文字资料。

（一）护理记录的一般原则

1．护理记录要求做到客观、真实、准确、及时、完整。

2．记录中尽量用患者自己的语言，避免护士的主观叙述和评判及加入医学术语。措词要简明扼要，突出重点，语句要通顺、精炼，标点正确。

3．字体宜清晰、工整，要用钢笔或黑墨水笔书写，并保持整洁。

4．使用公认或者已统一的文字符号。

5．记录前，需认真观察并与患者进行交谈，在了解其心理活动、掌握其精神症状的前提下书写，并注明书写时间。

6．书写记录的过程中如出现错字，不得任意涂改，不得使用修正液或橡皮，不得采用刮、粘、涂等方法掩盖或去除原来的字迹，应当用原色双线划在错字上，更改处要签名，以示负责。

7．记录完毕要阅读一遍并签上全名。

（二）护理记录的方式和内容

护理记录的方式、种类多种，直接记录法的使用较为普遍。这种记录法是将患者的病情、症状及医护人员的处理按时间顺序记录下来。临床上采用何种记录方式与所在医疗机构的相关规定、护理角色功能及患者的情况有关。主要有以下几种：

1．护理日夜交接班报告　用于记录护士在值班期间的病房情况及患者的病情动态，以便于接班护士全面掌握和了解病房和患者情况、注意事项和应有的准备工作。交班对象主要为出科、入科、危重、病情变化、特殊检查治疗及其他有特殊情况的患者。重点内容为记录患者本班主要病情变化、护理措施、效果及下一班护理观察要点及后续治疗等。

2．病重（病危）患者护理记录　病重（病危）患者护理记录是指护士根据医嘱和病情对病重（病危）患者住院期间的护理过程的客观记录。根据精神障碍住院患者的特点，病重（病危）患者护理记录分为两种：躯体疾病病重（病危）患者护理记录和精神障碍病重（病危）患者护理记录。

3．护理观察量表　目前临床常用的有“护士用住院患者观察量表（nurses observation scale for inpatient evaluation，NOSIE）”、“精神病患者护理观察量表（NORS）”。应用时，护士把观察到的情况按量表内项目要求与轻重的标准填写分数，从中可观察病情的演变和发展过程，这是精神科护理记录方法的发展和补充。

第三节　对精神障碍患者的管理

对精神障碍患者的组织与管理是精神科病房管理的基础，是顺利开展医疗护理工作的关键。精神障碍患者症状的特殊性和行为表现的多样性，要求病房的设备、结构与病房管理除具备一般内外科病房条件外，还要有适合精神障碍患者的特殊的环境和管理方法。

一、管理

根据患者的疾病阶段、性别、年龄的差异，以及并发症的不同，分设不同的病房，实行开放或封闭管理，使患者在得到良好的治疗护理的同时，尽可能接近正常人的生活，也有利于病室环境的管理。

知识链接

精神障碍患者的管理

精神医学的历史就是人类文明的发展史。直到古罗马时代，迷信和超自然的思想仍然占据着社会的主流，多数精神障碍患者被关起来和锁起来，过着暗无天日的生活。公元3世纪后，宗教和神学统治了医学，所有的精神障碍患者都被认为是魔鬼附体所致，他们被送进寺院，用驱鬼、祷告的方法去“治疗”。公元17世纪，随着生物学和其他医学科学的进步，人们对精神障碍的治疗也越来越人道。1792年法国精神科医师Philippe Pinel首先在他所工作的Biceter医院和Salpetriere医院废除了对精神障碍患者的锁链约束，使精神障碍患者从监狱般的囚禁生活中解脱出来，将疯人院变成了真正的医院。随着住院和治疗条件逐步提高，20世纪50年代后期以来，精神专科医院的管理模式从旧式的监管为主逐步向开放型发展，建立了开放型环境及管理制度，使病房设置逐步倾向家庭化、社会化，尽可能让患者过正常生活。

（一）制订制度

制订患者的作息制度、住院修养规则（包括进餐时、睡眠时、服药时、测体温时、工娱治疗时、外出活动时等）、探视制度、工休座谈会制度等，并经常宣传制度和规则的内容，让患者明了制度和规则的意义，并自觉遵守。对功能慢性退缩或记忆力差者，予以重点关心、耐心帮助和强化训练，督促他们遵守。

（二）丰富住院生活

积极推进与患者在一起的管理模式，有计划地安排丰富多彩的文娱、体育、作业与学习活动，并对活动进行讲评和评优；定期召开工休座谈会，表扬和宣传患者中的好人好事；提倡病友相互帮助，友好相处，使病区内充满良好的风尚。患者在集体活动中和良好的氛围内可转移病态思维，安定情绪，获得愉快、信心和希望。

二、护理分级管理

为使患者得到恰当护理，根据患者的病情，施行分级护理。患者入院后，医生根据病情确定护理级别，若病情发生变化，则及时更改医嘱。根据患者病情的轻重缓急和其对自身、他人、病室安全的影响程度及治疗，一般分为特级和一、二、三级护理，并根据不同的护理级别制订不同的护理常规及管理方法。

（一）特级护理

1．病情标准

（1）病情危重、随时需要进行抢救者；发生安全意外的患者。

（2）住院前后有冲动、伤人、自伤、自杀及走失行为，且随时可能发生者。

（3）重度木僵状态者；重度痴呆状态者。

（4）意识障碍患者；重性抑郁或者躁动状态者。

（5）合并严重躯体疾病或专科疾病患者；生活完全不能自理者。

2．护理要点

（1）将患者安置在指定的抢救室或重症病室。

（2）根据医嘱由监护护士或特护人员护理。

（3）制订护理计划；有完整的特护记录单，每班详细记录病情动态变化。

（4）严密观察病情变化，对躯体疾病危重者随时测量体温、脉搏、呼吸、血压，保持呼吸道通畅，准确记录 24 h 出入量。对专科疾病危重者，及时掌握病情及心理活动；仔细观察并记录患者的睡眠情况。

（5）备齐急救药品和器材，以备急用。

（二）一级护理

1．病情标准

（1）严重兴奋躁动，企图自杀、自伤、伤人及走失者。

（2）木僵、痴呆、生活不能自理者。

（3）伴有严重躯体疾患者。

（4）谵妄、昏迷、瘫痪及癫痫持续状态者。

（5）进行特殊治疗需要严密观察者。

（6）需要进行司法鉴定的患者。

2．护理要点

（1）将患者安排在便于观察的房间，设专人重点护理。

（2）密切观察病情变化，并采取严防自杀、自伤、伤人及走失措施。

（3）注意患者饮食情况，保持足够的营养和水分，拒食者按时给予鼻饲饮食。

（4）做好晨晚间护理。对长期卧床不起者，做好皮肤护理，以防褥疮发生。

（5）不参加室外活动。

（6）做好交接班记录，视病情变化当面交班。

（三）二级护理

1．病情标准

（1）新入院患者、工作人员尚未全面了解情况者。

（2）年老体弱、儿童及患有一般躯体疾病者。

（3）表现孤僻、懒散或兴奋，须在督促下才能料理生活者。

（4）接受较大量的精神药物治疗、电休克治疗者。

（5）原属一级护理标准，经治疗病情好转，但仍需密切观察者。

2．护理要点

（1）注意观察病情变化，关心、了解患者的思想动态。组织患者学习及参加工娱治疗等。

（2）督促并协助患者料理生活，做好晨晚间护理。

（3）在工作人员监护下，参加室内外活动。

（四）三级护理

1．病情标准

（1）经过住院治疗达到显著进步或近愈者。

（2）病情处于稳定状态，无自杀、自伤、伤人及兴奋、走失等行为者。

2．护理要点

（1）加强组织管理，教育患者遵守病房内各项规章制度及作息时间，鼓励患者参加工娱治疗及其他集体活动。

（2）向患者进行精神卫生宣传，使他们正确对待自己的疾病，增强战胜疾病的信心。

（3）经常了解患者的思想动态及情绪变化，加强心理护理，做好出院前的健康教育，为避免或减少复发打下基础。

考点：精神障碍患者的分级护理标准

第四节 精神科的基础护理

一、安全护理

（一）安全护理的重要性

安全护理是精神科病房工作的重中之重。精神障碍患者因疾病本身的特点，可出现自杀、冲动、伤人、毁物、出走等行为。这些危急意外的情况都有可能危及患者与他人的生命安全。做好安全护理，不仅是确保疾病康复的先决条件，而且还能提高医疗、护理的质量。因此护士要把安全护理贯穿于护理活动的始终，随时发现和处理不安全因素，做到防患于未然。

（二）安全护理的措施

1．严格执行各项工作制度和护理常规　在工作中护士要严格遵守岗位责任制，执行各项工作制度，如交接班制度、查对制度、分级护理制度、病房安全管理制度等。护士要严格按照测量体温、约束带使用、外出活动等的护理常规操作。必须加强工作责任心，因为稍有疏忽就可能带来严重后果。

2．掌握病情　护士必须要熟悉患者的情况，尤其是责任护士对分管患者要做到“九知道”，即床号、姓名、诊断、病情、治疗、护理、饮食、心理、检查结果均熟记在心。护士要时刻关注患者的动态变化，重视护理对象的主诉，密切观察、掌握病情。“三防”（即防自杀、防冲动、防出走）的患者必须安置在便于观察的房间，由护士 24 h 重点监护，避免患者单独活动。

3．加强巡视　巡视采用定时与不定时相结合的方法，做到走廊不离人。凡可能有患者活动的场所，尤其是厕所、暗角、走廊尽头、僻静处都应巡视到位，不遗留死角，听到异常响动应及时查看。在夜间、凌晨、午睡、交接班等时段，病房工作人员较少，护士要特别加强巡视，实践证明患者利用此时机发生安全意外的可能性较大。

考点：安全护理的措施

二、饮食护理

精神障碍患者可产生多种饮食异常，如少食、拒食、抢食、暴饮暴食，甚至吞食异物等，也可因药物的不良反应引起贪食、吞咽困难、噎食等，如果护理不当，必然会影响患者的健康和治疗，甚至导致意外。因此，做好精神障碍患者的饮食护理至关重要。

（一）进餐前的护理

1．进餐形式一般采用集体进餐方式，以便仔细观察患者的精神症状及进餐情况。

2．凡生活能自理、一般情况好的患者，进餐时要依次排队领餐，维持好餐厅的秩序，避免相互拥挤、争执和烫伤。

3．对医嘱要求必须禁食的患者要做好解释工作，防止偷食、抢食或者藏食。

（二）进餐时的护理

1．严格执行饮食医嘱，要按时、按量、按病情需要给患者适宜的饮食。对年老、体弱、吞咽困难、拒食等需要喂食的患者，要集中安排在一起，由专人重点照顾。

2．护士要及时巡视，以免发生患者抢食、漏食、倒食或躲避进食，并防范冲动患者用餐具伤人或者自伤。

3．根据患者不同的进食特点给予不同的护理对策。对暴食、贪食的患者，要限制其食量，并劝其放慢进食的速度；兴奋躁动的患者要单独进餐，尽量避免环境的刺激，使其安心进食；对拒食的患者，针对不同原因采取相应的对策促使其进食，必要时给予鼻饲或静脉输液；对被害妄想怀疑饭菜有毒的患者可让其任意挑选饭菜或与别人对调饮食，以解除顾虑，促进进食。

考点：精神障碍患者进餐时的护理

三、睡眠护理

对精神障碍患者来说，睡眠障碍是最常见的表现，患者的睡眠质量不好常预示病情波动。严重的失眠可使患者产生焦虑、烦躁、抑郁，导致病情恶化，甚至发生意外事件。因此，达到较好的治疗效果，改善患者的睡眠显得至关重要。

（一）创造良好的睡眠环境

病室内空气流通，温度适宜，光线柔和，床铺清洁、平整、干燥；及时安置吵闹、兴奋的患者；工作人员做到“四轻”，即说话轻、走路轻、关门轻、操作轻。

（二）指导患者养成良好的睡眠习惯

1．睡前避免进行兴奋性的娱乐活动和长久的谈话，不宜看情节刺激、紧张的电视和书籍等。

2．睡前用温水泡脚，促进睡眠。

3．晚餐后不宜大量饮水，临睡前要排尿，避免夜间醒后难以入睡。

4．采用健康的睡眠姿势，即仰卧或侧卧，不蒙头盖面，不俯卧睡眠。

5．严格作息制度，督促患者按时作息，白天除了 1 ～ 2 h 的午睡时间外，其余时间参加适宜的工娱、体力活动，以利夜间正常睡眠。

（三）做好睡前的心理护理

帮助患者分析失眠的原因，针对性地给予心理护理。必要时按医嘱给予一定的催眠药，主观性失眠患者可给予安慰剂。

（四）密切观察患者的睡眠情况

巡视时要深入到床旁，观察患者的睡眠姿势、睡眠深度、面部表情、呼吸频率、鼾声及有无流涎等药物副作用，发现问题及时处理。

考点： 如何让精神障碍患者养成良好的睡眠习惯

四、日常生活护理

精神障碍患者由于大脑功能活动紊乱，常处于生活懒散、不知洁污，或高度兴奋躁动状态，以致生活没有规律，不知料理个人生活，从而影响治疗的正常进行。因此在临床护理中，日常生活护理是精神科护理的重要内容之一。

（一）口腔卫生

培养患者晨、晚间刷牙和饭后漱口的好习惯。对危重、高热、木僵的患者，应给予口腔护理。发现口腔溃疡应及时处理，以防合并感染。

（二）皮肤及毛发护理

新入院患者首先做好卫生处置，更换统一的服装。护士每天早晚组织患者洗涮，定期组织患者理发、剪指甲、剃胡须、洗澡和更衣，体弱、营养不良的患者要做好防褥疮护理。对女性患者协助做好月经期护理。

（三）二便护理

精神药物常见的副作用是便秘和尿潴留。对三日无排便的患者，应遵医嘱给予适宜的缓泻剂或清洁灌肠，并鼓励患者多饮水、多活动。对尿潴留的患者应明确排除躯体疾患后诱导排尿，必要时按医嘱应用药物和施行导尿。对二便不能自理者，要定时督促其如厕或给便器，并及时更换衣裤和清洗局部。

（四）衣着及仪态护理

关心患者衣着，帮助患者整理服饰，根据天气变化及时增减衣服，保持衣着清洁、干净、合适。关心和帮助患者修饰仪表仪容，鼓励患者适当打扮自己。

五、给药护理

在精神障碍患者的治疗中，药物治疗占了很大的比重，并往往贯穿治疗的整个过程。精神药物的给药途径一般采用口服给药，但精神障碍患者多数不愿服药，在住院期间因要服从管理而多表现为藏药。患者的拒药行为不仅影响治疗效果，而且还有可能引起医患纠纷，因此必须十分重视，要根据当时的环境，采取有效措施，确保患者正确用药。

（一）藏药的表现形式

患者藏药多发生在住院初期，但某些患者从入院到出院都存在藏药行为。最常见的藏药方式是藏于口腔内舌下、两颊或唇齿之间或将药物吐入口杯内；少数患者将药物服下后即躲到僻静处，用手指刺激咽部吐出。

（二）确保服药的措施

1．要求护士要有过硬的精神科护理技能和职业操守，不但要善于发现藏药行为，还要履行检察藏药的义务，不能图省事而忽略。

2．严格执行“三查八对”制度。三查：操作前、操作中、操作后查。八对：给药时要对姓名、床号、药品名称、浓度、剂量、时间、用法、有效期。经两人核对无误后才能给药。

3．给药前，应先向患者做好解释工作，争取患者的合作。根据不同情况，引导患者服药，对确实不合作的患者要通知医生，采取其他治疗对策。

4．所有患者服药时都要看服吞下，并检查口、手、杯，对有藏药行为的更要严格检查，对有引吐行为的患者服药后要在护士视线内停留 10 ～ 15 min，以防吐药。

考点： 确保精神障碍患者服药的措施

小结	一、与精神障碍患者的接触和沟通 1. 基本要求　正确认识精神障碍，了解和掌握病情，培养良好的自身素质，正确使用言语和非言语沟通，建立良好的护患关系。 2. 基本技能　一般患者接触方法，特殊患者接触方法。 二、对精神障碍患者的观察 1. 观察的内容　包括一般情况、精神状态、躯体情况、治疗效果及不良反应等。 2. 观察的方法　分直接观察法、间接观察法。 3. 观察的要求　要在患者不知不觉中进行，对患者各方面的情况进行全面观察，对患者的症状特点有侧重点地进行观察。 三、对精神障碍患者的管理及护理分级管理 实行开放或封闭管理。一般划分为特级和一、二、三级护理管理。 四、精神科的基础护理 1. 安全护理　安全护理的重要性、安全护理的措施。 2. 饮食护理　进餐前、进餐时的护理。 3. 睡眠护理　创造良好的睡眠环境，指导患者养成良好的睡眠习惯，做好睡前的心理护理，密切观察患者的睡眠情况。 4. 日常生活护理　注意患者的口腔、皮肤及毛发、二便、衣着及仪态等方面的护理。 5. 给药护理　藏药的表现形式、确保服药的措施。

（刘翠美）

第四章　精神科危机状态的防范与护理

学习目标	
	1. 熟记暴力行为的危险因素、预防和处理措施；自杀、出走行为的原因及预防措施。 2. 识别噎食的表现、暴力行为发生的征兆。 3. 知道噎食的急救、自杀行为发生后的紧急处理。 4. 说出噎食的原因、出走行为后的处理。

精神科危机状态指的是精神障碍患者突然发生的、个体无法控制的、危及生命或财物的一种状态，是精神科患者受精神症状的影响或严重精神刺激而出现的各种各样的暴力行为、自伤自杀行为、出走行为等，这些行为不仅对精神障碍患者自身身体或生命造成伤害，对他人和环境的安全也有极大的威胁。因此精神科危机状态的防范和护理措施是精神科护理工作中非常重要的组成部分，护士必须对危机状态的防范工作有清晰的认识，加强责任心，提高警惕，严格遵守各项规章制度和技术操作规程，认真执行护理常规，掌握如何防范各种危机状态的发生，尽量避免和减少危机事件，并能在危机事件发生后立即进行有效的处理。

第一节　暴力行为的防范与护理

案例

某男，23 岁，在校大学生。无明显诱因于 3 个月前出现精神失常，怀疑别人在他的饭中下毒，只吃喝未开封的牛奶、饼干等。觉得自己发的信息和邮件别人都知道内容，不敢用电脑、手机。感觉所有人都针对他，处处都有人跟踪、监视他，不敢去上课，近 1 个月来不与人交往，不外出活动。晚上不能入睡，常在房间里走来走去，时有自语自笑，偶有冲动伤人行为，无自杀、自伤等言行。体格检查及神经系统检查未见异常。精神检查：意识清晰，定向力准确，仪表整洁，步行入病房，接触交谈被动尚合作，存在明显的关系妄想、被害妄想，有牵连观念、被洞悉感。情感反应不协调，易激惹，有打病友行为。无自知力，拒绝治疗与管理，强烈要求出院。进食差，个人生活尚能自理。临床诊断：精神分裂症。

暴力行为是精神科最为常见的危机事件，可能发生在家庭、社区和医院等，是在危险因素的影响下突然发生的伤人或毁物等冲动行为，以攻击行为比较突出。暴力行为具有极强的爆发性和破坏性，对自身、他人和其他目标可造成严重伤害或危及生命。暴力行为多见于精神分裂症、情感性精神障碍、人格障碍、精神活性物质所致精神障碍、脑器质性疾病所致精神障碍等患者。急性期患者和强制性入院的患者暴力行为发生率较高。

一、防范

(一) 暴力行为的危险因素

1．精神症状　不同的精神障碍，暴力行为的发生率、严重性、针对性均不同。精神分裂症患者的发生率最高。精神障碍患者的幻觉、妄想、意识障碍、情感性精神障碍等精神症状与暴力行为的发生有着直接或间接的关系。

2．个性心理特征　个人遇到挫折或受精神症状的影响是否导致采取暴力行为，与个体的性格特征、心理反应模式以及应对方式有关。研究表明，既往有暴力史的患者，习惯以暴力行为来应对挫折，因此暴力史是重要的暴力预测因素之一。

3．诱发因素　是指住院环境不舒适，住院生活的单调、枯燥，以及药物不良反应等。另外，工作人员也可能由于工作态度和自身行为而影响了患者，如缺乏管理经验、沟通技巧运用不当等都可诱发。

(二) 暴力行为发生的征兆及表现

工作人员应该警惕精神科患者的一些兴奋激动的表现，这些表现可能就是暴力行为的前奏，主要有：①精神症状突然加重或波动；②踱步、坐立不安、动作多而快；③语量多、语调高或语言暗示；④眼神机警，充满敌意，面部肌肉紧张；⑤拒绝接受治疗，提无理要求，不服从管理等。

不适宜的欣快、激动和情感不稳定可能表示患者将失去控制，如突然出现不能控制的情绪改变、高声喊叫、威胁性言语、强迫他人注意等。

暴力行为一旦发生，主要表现为身体攻击，如打人、踢人、咬人、吐口水等，另外，也可表现为破坏物品，如摔打物品，或砸毁门窗等。

考点：暴力行为发生的征兆

二、护理措施

(一) 暴力行为的预防

对于暴力行为，重在预防。对既往有暴力史或有暴力行为先兆的患者，应采取积极措施，尽量减少暴力行为的发生。

1．安全管理　严格执行病房安全管理制度，及时清除掉各种危险物品。保持环境的安静和整洁，减少环境对患者的刺激。适当满足患者的一些要求，如打电话、提前或推后患者的治疗和护理等。医务人员对于患者提出的问题或请求应及时回应，不与其争执，避免激发患者的冲动情绪。

2．控制病情　及时准确的治疗可有效地减少冲动行为的发生，护士要严密地观察患者的病情动态，及时发现患者的暴力危险，以便做出有效的处理措施，如应用药物控制其精神症状，对症处理其药物副作用等。

3．健康教育　通过建立良好的护患关系，教会患者人际沟通的方法和如何保持良好的情绪状态，鼓励患者以适当的方式（如言语）表达和发泄情绪，如听音乐、参加体育活动、转移环境等，以有效提高患者的自我控制能力，并告知患者觉得无法自控时如何求助等。

考点：暴力行为的预防

（二）暴力行为发生时的处理

暴力行为一旦不可避免，应遵循“安全第一，劝诱为主，将危害降到最低限度”的原则，立即采取紧急措施，尽可能减少暴力行为带来的负面影响。

1．寻求帮助　当患者有攻击他人或破坏物品等暴力行为时，立即呼叫其他医护人员，请求协助，以求迅速控制局面。

2．控制局面　暴力事件发生后，应尽快控制局面以确保其他患者的安全，可以由一位工作人员转移攻击对象的注意力，疏散围观患者离开现场，维持周围环境的安全与安静，工作人员必须用平静、平和的声音和语气与患者交流，以简单、清楚、直接的语言提醒患者暴力行为的后果，必要时由患者信任的亲属或医护人员出面劝导也有一定的效果。如果工作人员能控制局面，患者一般不会长时间地处于激动不安的状态。

3．解除危险物品　工作人员应向患者表达对其安全及行为的关心，并以坚定、冷静的语气告诉患者，将所持的危险物品放在一旁，并向患者解释此物品是暂时保管，以后归还，以取得患者的信任；如语言制止无效，可派两组人员，一组人员转移患者注意力，另一组人员趁其不备快速取下危险物品。

4．隔离与约束　当不能有效控制患者的攻击行为时，可遵医嘱给予隔离与约束措施。将患者转移到安静的隔离房间（隔离室或保护室），如患者仍无法控制自己的行为，可采取身体约束（穿约束衣、用约束带约束四肢和身体于床上）的方式保护患者，协助患者控制自己。

5．药物治疗　有效的药物治疗可视为一种化学性的约束，当患者出现躁动不安时，根据医嘱用一些镇静作用较强的药物，如氟哌啶醇肌内注射，以稳定患者的情绪。并注意观察患者的生命体征、病情变化及用药反应。

6．行为方式重建　暴力行为得到控制后，应运用心理治疗等来对患者进行长期的行为干预。目前应用较多的方式是行为方式重建。行为方式重建包括各种行为疗法及生活技能训练等。

考点：暴力行为发生时的处理

第二节　自杀行为的防范与护理

知识链接

自杀概况

据世界卫生组织报告，自杀居人类死亡原因的第五位，仅次于心、脑血管病，恶性肿瘤，呼吸系统疾病和意外死亡。自杀死亡者及男性自杀者，采用暴力性手段比较多，而自杀未遂者及女性自杀者则相反。我国自杀成功及自杀未遂者中，患精神障碍的比例分别是64%和42%。美国和欧洲的数据表明，每年精神科住院患者的自杀率为（50～600）/10万，明显高于普通人群。有资料显示，国内精神分裂症患者的自杀率为108.9/10万，抑郁症患者自杀率为704.9/10万。

自杀行为是指个体有意识地企图伤害自己的身体，以结束自己的生命的行为。自杀是精神科最常见的危机事件，也是精神科患者最常见的死亡原因。自杀是一个医学问题，同时也是一个社会现象。常见的自杀方式有自缢、溺水、触电、吞食异物、割腕等。

一、防范

自杀的原因很多，也很复杂，表现形式多种多样，个体可能因为疾病、压力、情绪、精神等因素而自杀。因此，应通过严密观察和整体分析来获取患者自杀的线索、自杀的计划等。

（一）自杀行为的危险因素

1．精神障碍　自杀与精神障碍密切相关，精神障碍是导致自杀的主要原因之一，占全部自杀者的30% ~ 40%。自杀率较高的精神障碍包括：抑郁症、精神分裂症、精神活性物质依赖、人格障碍等。与自杀有关的一些精神症状包括抑郁、妄想、幻觉、睡眠障碍等。

2．其他生物学和社会心理因素

（1）遗传因素：自杀者有较高的家族自杀史概率，多数学者认为自杀与感应模仿、家族精神障碍、冲动性遗传因素，以及遗传传递的心理反应和人格特征有关。

（2）个性特征：不良的心理素质和个性特征患者在精神应激状态下，容易因为一时的冲动而选择自杀，如：①对社会特别是周围人群抱有敌意，喜欢从阴暗面看问题；②缺乏判断力，犹豫不决，对人缺乏信任；③认识范围狭窄，看问题以偏概全、非此即彼；④社会交往少，把自己和社会隔离开来；⑤情绪不稳定，行为具有冲动性。

（3）其他社会心理因素：缺少社会支持会使孤独感增加，使患者更加脆弱，容易导致自杀。慢性消耗性躯体疾病如恶性肿瘤等，会让患者心生绝望，从而产生自杀意念。家庭矛盾、婚姻冲突以及学习困难、失业、教育问题等都是常见的社会心理因素。

（二）自杀行为发生的征兆

大多数患者在自杀前会有言语或非言语的信息表达，应充分重视患者关于自杀的语言、情绪和行为。以下的一些征兆可能预示患者有自杀意念：

1．有企图自杀或自我伤害的历史。

2．情绪低落，经常流露消极、悲观、厌世的情绪，常哭泣。

3．失眠，害怕夜晚的来临。

4．将自己与他人隔离，甚至将自己关在隐蔽的地方或反锁于室内。

5．有命令性幻听，内容可能是命令自己去自杀。

6．对现实或想象中的事物有负罪感，言谈中流露出觉得自己不配活在世上。

7．讨论有关自杀的问题，流露出想死的意念。

8．收集和储藏绳子、玻璃片、刀具或其他可用来自杀的危险物品。

考点：自杀行为发生的征兆

（三）自杀意念的转归

患者自杀意念的强烈程度不是一成不变的，而是随时可能出现意料之外的变化，关于患者自杀的信息有效性或许只有一两天。因此，通过对患者病情的掌握，患者自述不再自杀，对生活持有信心，与病友、工作人员及其他人员互动，有主动寻求他人帮助的行为时，可以认为患者自杀意念动摇，但在确定自杀危机过去之前，都应该保持警惕。当患者已有自杀的具体计划、自杀企图极为强烈、抑郁情绪突然好转、对处理个人的物品和财产表现出异常的兴趣时，要格外注意，可视为其自杀的危险性增高。

（四）评估自杀危险性的辅助工具

精神科护士还可应用一些评估工具来分析患者自杀意念的强度和自杀的危险性，如自杀意图量表、贝克自杀意念量表（suicidal intent scale，SIS）、绝望量表、抑郁自评量表、自杀评估表等。

二、护理措施

（一）自杀行为的预防

预防患者自杀是精神科护理工作的重要任务之一，包括自杀行为发生前的干预、自杀行为发生时对危机的处理，以及对自杀姿态和自杀意念给予妥善的疏导。

1．安全管理　严格执行病房安全管理制度，危险物品要严加管理。将有自杀意念的患者置于易观察的房间，对于自杀意念明显且有明确计划者可安排在重点病室内 24 h 监护。

2．密切观察病情　患者有任何自杀的征兆全体医护人员均应知晓，时刻对患者进行密切的观察。确保患者遵医嘱用药，保证治疗的顺利进行，服药后仔细检查口腔，防止患者藏药并顿服自杀。有些患者在自杀计划之前，可能会出现情绪好转，这时更应警惕，加强观察，因为当患者自杀决心已定并做好计划时，患者有一种情感得到释放的感觉。

3．建立治疗性护患关系　在真诚、接纳、理解、支持的基础上采用言语和非言语的治疗性沟通技巧与患者建立一种良好的护患关系，让患者在无助无望时感受到关爱和帮助，有利于患者释放其压抑的悲伤、绝望情绪。良好、融洽的护患关系本身就是一种最好的预防措施。

4．提供希望　想自杀的患者都看不到生命的希望，认为一切都不可改善，医护人员应与其分析导致痛苦或自杀企图的原因，并与其讨论解决困难和矛盾的方法，探讨可以提供帮助的潜在力量，如亲人或朋友等。在保证安全的前提下，鼓励患者参加一些简单的劳动和娱乐活动，以分散其注意力，激发患者对生活的兴趣及信心。

5．社会支持系统　动员社会支持系统是护理干预的一个重要方面。良好的家庭、社会支持对于患者预防自杀有着非常重要的作用，家庭、社会的关怀可使患者看到生的希望，坚定其生存的信心。

考点：自杀行为的预防

（二）自杀行为发生时的处理

国内、外资料显示，精神障碍患者多采用服毒、自缢、撞墙、割腕、触电、放煤气等方式进行自杀。当自杀行为发生时，护士应立即和医生一起对患者进行紧急救治和处理。

服毒时，应首先评估患者的意识、瞳孔、肤色、分泌物、呕吐物等；初步判断毒物的性质和种类，对意识清醒者，诱导其说出毒物的种类和服毒过程，并可刺激咽喉部引吐，然后洗胃；对意识不清者或休克的患者，应配合医生进行急救处理。

自缢是精神障碍患者常用的一种自杀方法，对自缢的患者，应立即解脱自缢的绳带套，将患者就地放平，解松衣领和腰带，再针对患者的情况进行救治。

对自杀患者急救之后，还应该进一步进行精神科治疗，如使用精神药物；对自杀意念强烈者，可采用电休克治疗；此外通过心理治疗和危机干预可解决患者存在的心理问题，使其重建良好思维和行为方式，提高适应能力。

第三节　出走行为的防范与护理

出走行为是指患者在住院期间没有经过医生的同意而私自离开医院的行为，是精神科常见的危机事件。患者出走后，可能发生自伤、他伤等意外，对自己和他人造成严重的后果，因此做好精神科患者出走行为的防范和护理非常重要。

一、防范

（一）出走行为的原因

1．精神症状　大多数精神障碍患者自知力缺乏，否认有病，不接受住院和治疗而出走；精神分裂症患者受幻觉、妄想支配，如有被害妄想的患者认为住院是对其迫害，而想办法逃离医院；还有一些患者由于意志活动的减弱、责任心的降低，无目的地到处漫游而走失；抑郁症等有自杀意念的患者，则可能因为在医院很难实施自杀行动，而寻找机会离开医院自杀；有意识障碍的患者可能外出时或到处乱走时走失。

2．社会心理因素　医院病房采取封闭式管理，使患者感到生活单调、枯燥，受拘束和限制，不适应住院生活而想办法离开医院；住院使患者的信息阻断，一些病情好转的患者因思念亲人，想早回家，或急于完成某项工作而出走；患者对住院治疗感到恐惧，如害怕被约束，对电休克治疗有误解等；另外，护士工作疏忽，个别工作人员态度生硬，对患者不耐心，工作方法简单，不能满足患者的合理要求，也会导致患者因不满情绪而离开医院。

（二）出走患者的表现

护士要加强巡视，及时发现患者的出走意图，尤其是病史中有出走历史的患者要严密观察其动向。

1．对意识清晰的患者多采用隐蔽的方法，这类患者通常会帮助病房做一些力所能及的事情以获得工作人员的信任和好感。患者常在病区进出的门前活动，在门口人员杂乱、工作人员没有防备的时候乘机外逃出走。有暴力行为者甚至会强行挤门、冲门而跑出。有些患者喜欢观察病房的各项设施，尤其是僻静处的门窗等，寻找可以出走的途径。有些患者出走前，常伴随着焦虑、坐卧不安、东张西望、失眠等表现。

2．意识不清的患者，出走无目的、无计划，会旁若无人地从工作人员身边外逃出走，一旦出走成功，危险性较大。

二、护理措施

（一）出走行为的预防

1．加强入院指导　向患者介绍住院环境和相关的规章制度，使患者尽快熟悉新环境，从而减轻其不适应感。

2．增进沟通　护士应掌握病史，密切观察患者的病情变化，了解患者的心理需求，并尽可能满足；对于有出走想法的患者，多与患者沟通，了解原因，给予安慰和解释，力求消除患者的出走念头。

3．安全管理　认真执行病房安全管理制度，严格遵守交接班制度。遵守巡视制度，及时清点患者数。保持病区内门窗完好、牢固，已损坏的要及时维修；加强对患者的安全检查，保证无危险物品；严格出入病房制度，工作人员要保管好门钥匙，如果丢失应立即寻找；患者外出活动或检查要有专人陪同，随时注意其动向。

4．丰富住院生活　给患者创造舒适的住院环境，开展多种多样的活动，充实患者的住院生活，可转移其注意力，消除紧张不安和单调枯燥的感受，使其安心住院而且能促进其精神活动及社会功能的恢复。若条件允许，也可组织户外游览，让患者欣赏城市风光，减少其隔离感。

5．家庭社会支持　加强与患者家属和单位的联系，鼓励他们来医院探视，给予患者心理支持，减少患者的被遗弃感和孤独感。

6．加强监护　对出走危险性较高的患者，应加强巡视与观察，适当限制其活动范围。对于精神发育迟缓、痴呆以及谵妄的患者，应加强监护，防止出现意外和走失。

考点：出走行为的预防

（二）出走行为发生后的处理

发现患者出走后，应立即通知其他人员并与患者家属联系，确认患者家庭、单位及有关亲友的情况，分析、判断出走的动机、时间、方式、可能去向及后果，迅速制订寻找措施，并立即组织人员寻找，直至找到患者下落为止，中途不可轻易放弃。有特殊行为的患者，查找时要注意安全。一般患者跑回家中后均可在亲属配合下平安返院。患者返院后要给予心理安慰，认真查找走失原因，完善防范措施，做好患者的监护，防止再次走失。

第四节　噎食的防范与护理

噎食是指进食的食物堵塞咽喉部或卡在食管的第一狭窄处，甚至误入气管引起窒息。精神障碍患者的噎食多因应用抗精神病药物后的副作用或疾病本身的症状所引发。

一、防范

（一）噎食的危险因素

1．精神障碍患者长期服用抗精神病药物或者服用抗精神病药物时发生锥体外系不良反应，可引起咽喉肌群功能紊乱，抑制吞咽反射，加之患者咀嚼无力，食物未嚼烂，致使吞咽困难。近年来，由于新一代抗精神病药物的使用，如利培酮、奥氮平等，锥体外系不良反应已少见，因此药物所致的噎食较过去大为减少。

2．脑器质性疾病如帕金森综合征的患者，吞咽反射迟钝，因抢食、进食过急可致噎食；患者意识模糊，或电休克治疗后意识尚未完全清醒，仓促进食，也可引起噎食；癫痫患者在进食时抽搐发作也可能导致噎食；某些患者食欲亢进、进食缺乏控制也容易引起噎食。

（二）噎食的表现

噎食多突然出现，一旦发生，可堵塞食管，压迫气管，轻者会表现呛咳、呼吸困难、面色青紫、两眼发直、双手乱抓、四肢抽搐。严重者则会出现全身瘫软、四肢发凉、二便失禁、意识丧失甚至呼吸、心搏停止。

考点：噎食的表现

二、护理措施

（一）噎食的预防

1．护士应掌握患者的病情及有关药物副作用的表现，对于服用抗精神病药物的患者，要注意观察患者有无吞咽困难。

2．有吞咽反射迟钝等药物不良反应者，按医嘱给予拮抗药物，护士应给予软食，必要时给予流质或半流质饮食，避免带骨、带刺的食物。

3．加强饮食护理，尽量让患者在餐厅集体就餐，护士应观察患者整个进食情况，发现患者争食、抢食应及时处理；对抢食及暴饮暴食的患者，应让其单独进食，并适当控制其进食量和进食速度，帮助患者改变不良的进食习惯。对于吞咽困难者，应有专人守护进食或喂食。

（二）噎食发生后的急救和处理

1．就地抢救，分秒必争，立即清除患者口咽部的食物，疏通呼吸道。对意识清晰的患者可让其试着吐出或用手抠出口内积存的食物；如果患者牙关紧闭，可用开口器等撬开口腔，尽量把口腔深部的食物取出，取的越快越多，患者呼吸缓解得越好。

2．清除口咽部食物后情况仍无缓解，或患者自述有胸闷窒息感，又吐不出食物时，应立即将患者拦腰抱住，头朝下并拍背；也可将患者腹部俯卧于凳子上，让上半身悬空，然后猛压其腰腹部以迫使膈肌猛然上移，使肺内气体外冲而将气管内的食团冲出。如果重复5～6次都无效，应立即用一根粗针头在环状软骨上沿正中部位插入气管或行紧急气管切开，暂时恢复通气。

3．经上述处理，呼吸困难可暂时缓解，如果食团仍滞留在气管内，可请耳鼻喉科医生会诊，采取气管镜或气管插管等适当的方式取出。

4．食物取出后应及时采取措施防治吸入性肺炎。

5．如果患者心搏骤停，应立即行胸外心脏按压，心肺复苏的同时要注意及早进行脑复苏。

6．密切观察病情及生命体征变化，加强基础护理。派专人守护，根据病情对症处理。

考点：噎食的预防、发生后的急救和处理

小结	一、暴力行为的防范与护理措施 1. 暴力行为的危险因素　精神症状、个性心理特征、诱发因素。 2. 暴力行为发生的征兆及表现　精神科患者的一些兴奋激动的表现均有可能是暴力行为的前奏，暴力行为主要表现为身体攻击和破坏物品。 3. 对于暴力行为，重在预防。 4. 暴力行为发生时的处理。 二、自杀行为的防范与护理措施 1. 自杀行为的危险因素　精神障碍、遗传、个性特征、社会心理因素。 2. 大多数患者在自杀前会有一些征兆，应充分重视患者关于自杀的

小 结	语言、情绪和行为。 3. 自杀的预防。 4. 服毒、自缢患者的紧急处理措施。 三、出走行为的防范与护理措施 1. 受精神症状和社会心理因素影响可表现出一些出走的行为。 2. 出走的预防措施。 四、噎食的防范与护理措施 1. 噎食的预防　掌握病情、加强饮食护理。 2. 噎食发生后的急救和处理。

（刘翠美）

第五章　精神障碍患者治疗过程的护理

学习目标	
	1. 说出精神药物治疗的分类。 2. 知道精神药物治疗的护理措施。 3. 识别电休克治疗的适应证和禁忌证。 4. 熟记常见抗精神病药的不良反应与处理。 5. 描述心理治疗、康复治疗的护理措施。

第一节　精神药物治疗

知识链接

第一个抗精神病药——氯丙嗪

氯丙嗪也称冬眠灵，是第一个抗精神病药，它的问世开创了药物治疗精神障碍的历史。从1950年初氯丙嗪用于治疗精神分裂症和躁狂症开始，就进入了精神药理学发展的黄金阶段。氯丙嗪的发现改变了精神分裂症患者的预后，并掀起了“非住院化”运动，使许多精神障碍患者不必被终生强迫关锁在医院里。氯丙嗪的发现具有里程碑式的意义。

精神药物治疗是指应用精神药物来改变患者的异常行为、思维或心境的一种治疗手段。由于对大脑及其障碍的了解有限，精神药物治疗仍然是对症性的、经验性的。20世纪50年代氯丙嗪的问世，代表着进入了精神药理学阶段，奠定了精神障碍药物治疗的基础。精神药物近年来不断增多，分类方法多种多样，按其临床作用特点分为：抗精神病药，抗抑郁药，心境稳定剂，抗焦虑药。

一、抗精神病药

抗精神病药主要用于治疗精神分裂症和其他具有精神病性症状的精神障碍，如治疗幻觉、妄想、思维形式障碍、情感性精神障碍、行为障碍等。常用的抗精神病药有两种，一种是传统的抗精神病药，代表药物有氯丙嗪、奋乃静、氟奋乃静、舒必利、氟哌啶醇、五氟利多等，传统抗精神病药对精神分裂症的阳性症状疗效肯定；另一种是非典型抗精神病药，代表药物为氯氮平、利培酮、奥氮平、喹硫平、齐拉西酮、阿立哌唑等，此类药物副作用小，价格较贵，对精神分裂症的阳性和阴性症状均有疗效。目前认为其作用机制是，几乎所有的抗精神病药都能阻断脑内多巴胺受体（尤其是多巴胺 D_2 受体）而具有抗精神病作用。

（一）适应证

主要适用于治疗精神分裂症和预防精神分裂症的复发，控制躁狂发作，还可用于其他具有精神病性症状的精神障碍。

（二）禁忌证

有过敏史，严重的心血管疾病，严重的肝、肾疾病以及有严重的全身感染者禁用。

（三）不良反应和处理

1．锥体外系不良反应

（1）急性肌张力障碍：表现为眼上翻、斜颈、颈后倾、面部怪相和扭曲、吐舌、张口困难、角弓反张、脊柱侧弯等。处理：肌内注射东莨菪碱或异丙嗪即可缓解。

（2）静坐不能：常表现为无法控制的激越不安、不能静坐、反复走动或原地踏步。处理：给予普萘洛尔（心得安）、地西泮等治疗。

（3）药源性帕金森综合征：最为常见，表现为运动不能、肌张力高、震颤和自主神经功能紊乱。处理：减少药物剂量或服用抗胆碱能药如苯海索。

（4）迟发性运动障碍：以不自主的、有节律的刻板式运动为特征。表现为吸吮、鼓腮、伸舌、躯干和肢体舞蹈样动作等。处理：尚无有效治疗药物，关键在于预防。

2．自主神经系统的不良反应　表现为口干、视物模糊、排尿困难和便秘等，应对症处理。

3．内分泌及代谢不良反应　体重增加、水肿、阳痿、性欲减退、闭经等，一般不需处理，停药后可恢复。

4．精神方面的不良反应　表现为过度镇静、精神运动性兴奋、药源性抑郁状态、意识障碍等。要注意与原有的精神症状鉴别，正确处理。

5．药物过量中毒　最早表现为激越或意识混浊，可见肌张力障碍、抽搐和癫痫发作。常有严重低血压、低体温以及心律失常等，一旦发生应及时报告医生并配合抢救。

6．其他　可有粒细胞缺乏、谷丙转氨酶一过性升高、变态反应，严重者可发生剥脱性皮炎等。应立即停药并积极处理。

考点：抗精神病药的适应证、禁忌证、不良反应

二、抗抑郁药

抗抑郁药是一类治疗和预防各种抑郁状态的药物，另外，对强迫症、焦虑症、恐怖症也有效。目前抗抑郁药有三类：三环类（tricyclic antidepressant，TCA）；单胺氧化酶抑制剂（monoamine oxidase inhibitor，MAOI）；新型抗抑郁药，如选择性5-羟色胺再摄取抑制剂（selective serotonin re-uptake inhibitor，SSRI）。

（一）三环类和非典型抗抑郁药

作用机制为抑制突触前膜对去甲肾上腺素（NA）和5-羟色胺（5-HT）的回收，对多巴胺（DA）作用小。三环类药物常用的有丙米嗪、氯米帕明（氯丙咪嗪）、阿米替林、多塞平等；常用的非典型抗抑郁药有阿莫沙平、马普替林、米安色林等。

1．适应证　适用于抑郁症、心境恶劣障碍、心因所致的抑郁、精神分裂症后抑郁、双相情感障碍抑郁发作、强迫性障碍、焦虑症等。

2．禁忌证　严重的心、肝、肾疾病，癫痫，闭角型青光眼，孕妇及过敏者等。

3．不良反应

（1）抗胆碱能作用：最常见，表现为口干、便秘、排尿困难、瞳孔扩大、视物模糊、青光眼加剧等。

（2）神经系统：表现为嗜睡、乏力，还可出现头痛、震颤、抽搐等。

（3）心血管系统：常见的有心动过速、心脏传导阻滞、直立性低血压等。

（4）其他：如体重增加、过敏性皮疹、肝损害、粒细胞减少等。

（二）单胺氧化酶抑制剂

作用机制是主要通过抑制单胺氧化酶，减少中枢神经内单胺类递质的破坏，增加其在突触间隙内的浓度，起到提高情绪的作用。分为两大类型，一类为不可逆性单胺氧化酶抑制剂如苯乙肼，因副作用明显已很少用；另一类为新一代单胺氧化酶抑制剂如吗氯贝胺等。

1．适应证　主要用于三环类或其他药物治疗无效的抑郁症。

2．禁忌证　孕妇及哺乳期妇女禁用；有心、肝、肾疾病及甲状腺功能亢进者慎用。

3．不良反应　常见的不良反应有直立性低血压、体重增加、水肿、性功能障碍、失眠、口干等。

（三）新型抗抑郁药

包括选择性5-羟色胺再摄取抑制剂，如氟西汀、帕罗西汀、舍曲林、氟伏沙明、西酞普兰，其作用机制为选择性抑制突触前膜5-HT的回收，使突触间隙5-HT的含量升高，从而缓解抑郁症状。还包括5-HT及NA再摄取抑制剂（serotonin and noradrenaline reuptake inhibitor，SNRI），如文拉法辛；NA再摄取抑制剂（noradrenaline reuptake inhibitor，NRI），如瑞波西汀；去甲肾上腺素及特异性5-羟色胺能抗抑郁药（noradrenergic and specific serotonergic antidepressant，NaSSA），如米氮平。

1．适应证　适用于各种类型和不同程度的轻、中、重性抑郁等。

2．禁忌证　孕妇禁用；严重心、肝、肾疾病，老人、儿童慎用。

3．不良反应　最常见的为胃肠道反应，如恶心、食欲缺乏、腹泻或便秘等。其次为性功能障碍，包括性欲减退、阳痿、射精延迟和性快感缺失等。

考点：抗抑郁药的适应证、禁忌证、不良反应

三、心境稳定剂

心境稳定剂又称抗躁狂药，是治疗躁狂症以及预防双相情感障碍的一类药物。主要包括锂盐（碳酸锂）和某些抗癫痫药如丙戊酸盐、卡马西平等。

（一）碳酸锂

1．适应证　用于躁狂症和双相情感障碍，对躁狂症以及双相情感障碍的躁狂发作或抑郁发作均有治疗和预防复发作用。也可作为抗精神病药治疗的增效药物。

2．禁忌证　肾功能障碍、严重心血管疾病、重症肌无力、妊娠开始3个月以及缺钠或低盐饮食患者禁用。

3．不良反应

（1）早期的不良反应：无力、疲乏、嗜睡、手指震颤、食欲缺乏、上腹不适、恶心、呕吐、腹泻、多尿、口干等。

（2）后期的不良反应：由于锂盐的持续摄入，导致患者持续多尿、烦渴、体重增加、甲状腺肿大、黏液性水肿、手指细震颤，女性患者可出现甲状腺功能减退。

（3）锂中毒：①先兆：表现为呕吐、腹泻、粗大震颤、抽动、呆滞、困倦、眩晕、构音困难和意识障碍等。应即刻检测血锂浓度，如血锂浓度超过1.4 mmol/L则应减量。如临床症

状严重则应立即停止锂盐治疗。②处理：中毒症状有共济失调、肢体运动协调障碍、肌肉抽动、言语不清和意识模糊，重者昏迷、死亡。一旦出现毒性反应需立即停用锂盐，给予大量生理盐水或高渗钠盐加速锂的排泄，或进行人工血液透析。

（二）抗癫痫药

1．丙戊酸盐　常用的有丙戊酸钠和丙戊酸镁，对混合型躁狂症、快速循环型双相情感障碍以及锂盐治疗无效者可能疗效更好。可与锂盐合用治疗难治性患者。肝和胰腺疾病者慎用，孕妇禁用。常见不良反应有胃肠刺激症状以及镇静、共济失调、震颤等。

2．卡马西平　对治疗急性躁狂症和预防躁狂症发作均有效，尤其对锂盐治疗无效、不能耐受锂盐以及快速循环发作的躁狂症患者，效果较好。青光眼、前列腺肥大、糖尿病、酒精依赖者慎用。白细胞减少、血小板减少、肝功能异常者以及孕妇禁用。

考点：心境稳定剂的适应证、禁忌证、不良反应

四、抗焦虑药

抗焦虑药主要用于减轻焦虑、紧张、恐怖，稳定情绪，具有镇静、催眠、抗惊厥作用。分为两类，一类为苯二氮䓬类药物；另一类为非苯二氮䓬类药物，包括丁螺环酮、β受体阻断药普萘洛尔。

（一）苯二氮䓬类药物

本类药物的作用机制为加强γ-氨基丁酸能神经传导，从而间接改变了其他递质如NA和5-HT功能，具有抗焦虑、抗惊厥、抗癫痫、镇静催眠、松弛骨骼肌作用。常用药物有地西泮、氯硝西泮、劳拉西泮、三唑仑、艾司唑仑、奥沙西泮、氯氮䓬等。

1．适应证　用于各类神经症、失眠、躯体疾病所致的焦虑紧张状态、癫痫以及酒精依赖戒断的替代治疗。

2．禁忌证　严重心、肝、肾疾病，重症肌无力，青光眼，孕妇或哺乳期妇女禁用。

3．不良反应　常见的有呼吸抑制、过度镇静、困倦、嗜睡、头晕、注意力不集中、记忆力下降等，长期使用可产生依赖。

（二）非苯二氮䓬类药

常用的有丁螺环酮和坦度螺酮。

1．适应证　适用于治疗广泛性焦虑症伴有其他情感性精神障碍和呼吸系统疾病的焦虑症患者。

2．禁忌证　孕妇、哺乳期妇女禁用，严重心、肝、肾疾病者慎用。

3．不良反应　常见的有头晕、头疼、恶心、紧张，但症状轻，一般都能耐受。

考点：抗焦虑药的适应证、禁忌证、不良反应

第二节　精神障碍患者药物治疗的护理

一、护理评估

1．生理方面

(1) 生命体征。
(2) 营养、饮食、睡眠、排泄情况。
(3) 躯体症状的表现。
(4) 以往治疗情况：患者的用药情况、用药剂量、药物不良反应等。
2．心理方面
(1) 感知觉方面：有无错觉、幻觉、妄想、注意力、记忆力或智能等方面的异常。
(2) 情感方面：有无情绪不稳定、易激惹、焦虑、恐惧、抑郁等。
(3) 意志行为方面：有无步态、动作、语态异常情况等。
(4) 自知力：对自己的疾病是否有认识，是否配合治疗护理。
3．社会方面
(1) 患者的家庭环境、各成员之间关系是否融洽、患者在家中的地位、社会支持系统。
(2) 患者能否坚持正常工作，与同事及家人能否正常相处。
(3) 生活自理能力的程度。

二、护理诊断

1．生理方面
(1) 营养状况改变。
(2) 睡眠型态紊乱。
(3) 有药物中毒的危险。
(4) 有感染的危险。
(5) 排便异常。
2．心理方面
(1) 恐惧。
(2) 抑郁。
(3) 不合作。
(4) 有暴力行为的危险。
(5) 急性肌张力障碍。
(6) 迟发性运动障碍。
3．社会方面
(1) 生活自理能力缺陷。
(2) 社交能力受损。
(3) 知识缺乏。

三、护理目标

1．生理方面
(1) 能维持正常的营养状态。
(2) 睡眠型态紊乱得到改善。
(3) 无药物中毒。
(4) 无躯体感染。
2．心理方面

(1) 会通过合适的途径宣泄情绪。
(2) 增强处理压力和冲突的能力。
(3) 各种症状明显减轻。
3. 社会方面
(1) 生活自理能力逐步提高。
(2) 建立有效的人际交往模式。
(3) 逐步恢复正常的工作和学习。
(4) 提高对疾病的认识。

四、护理措施

1. 生理方面
(1) 保证营养的摄取，以适应机体的需要。
(2) 增加患者的活动量，以刺激其食欲，鼓励患者多食用粗纤维食物。
(3) 鼓励患者多饮水，注意观察其有无排尿困难等情况，并详细记录每日的出入量。
(4) 创造良好的睡眠环境，帮助患者养成良好的睡眠习惯。
2. 心理方面
(1) 与患者建立良好的护患关系，取得患者的配合，改善患者的依从性。
(2) 发药时认真做好查对制度，应督促患者把药服下。防止患者藏药、服假药。
(3) 注射用药要防止注射部位发生红肿硬结。
(4) 对不合作的患者，要求两人或数人配合执行，以免发生意外。
(5) 注意观察患者服药后的治疗反应和不良反应。
(6) 用药后，不要让患者过度活动，防止发生直立性低血压，避免跌伤。
(7) 密切观察病情变化，出现异常情况，及时报告医生，采取相应措施。
3. 社会方面
(1) 做好患者家属的指导和宣传工作，使其了解有关精神障碍的常识及药物治疗的具体剂量、服用的方法及注意事项，做好对患者服药的监督和检查。
(2) 为患者提供一个良好的家庭环境，减少不良刺激，提高服药依从性，保证维持治疗，按照医嘱服药，定期复查。
(3) 教导患者家属为患者保管、分发药物，观察服药，防止患者藏药或拒绝服药。

考点：精神障碍患者药物治疗的护理措施

五、护理评价

1. 生理方面 ①患者的营养状态、睡眠状态是否得到改善；②有无药物中毒；③躯体有无感染。
2. 心理方面 ①患者服药是否合作；②精神症状是否得到改善。
3. 社会方面 ①患者生活自理能力有无提高；②患者能否与周围人进行有效的沟通，是否建立了良好的人际关系；③患者能否主动参加各种文体活动；④患者的家属能否清楚认识本病的发病因素、症状特点、护理要点；⑤患者的社会功能是否基本上恢复。

第三节 电休克治疗的护理

一、概念

电休克治疗（electro-convulsive therapy，ECT）是以适量、短暂的电流通过大脑引起意识丧失和痉挛发作，从而达到治疗精神症状目的的一种治疗方法。

现已对传统电休克治疗进行改良，称之为改良的电休克治疗或无抽搐电休克治疗（modified ECT，MECT）。目前国内、外大多数国家都已采用改良的电休克治疗作为标准的治疗方法。下面介绍改良的电休克治疗。

二、适应证

1．严重抑郁，有强烈自伤、自杀企图及行为以及明显自责、自罪者。

2．极度兴奋躁动、冲动伤人者。

3．拒食、违拗和紧张性木僵者。

4．精神药物治疗无效或对药物治疗不能耐受者。

三、禁忌证

1．脑器质性疾病 颅内占位性病变、脑血管疾病、中枢神经系统炎症和外伤者。

2．心血管疾病 冠心病、心肌梗死、高血压、心律失常、主动脉瘤及心功能不全者。

3．骨关节疾病，尤其新近发生者。

4．出血或不稳定的动脉瘤畸形。

5．有视网膜脱落潜在危险的疾病，如青光眼。

6．急性的全身感染、发热。

7．严重的呼吸系统疾病，严重的肝、肾疾病。

四、治疗方法

（一）治疗前准备

1．进行详细的体格检查，如心电图、脑电图、胸部 X 线摄片等。

2．获取知情同意。

3．治疗前 8 h 停服抗癫痫药和抗焦虑药，4 h 前禁食、禁水。

4．准备好各种急救药品和用物。

（二）操作方法

1．治疗时患者仰卧在治疗台上，四肢自然伸直，两肩胛垫一沙枕，使脊柱前突。

2．静脉注射阿托品 1 mg 以减少呼吸道分泌物与防止心搏骤停。

3．静脉注射 2.5% 硫喷妥钠 9 ~ 14 ml（约 5 mg/kg），静脉注射速度前 6 ml 约为 3 ml/min，以后为 2 ml/min，当硫喷妥钠静脉注射 7.5 ~ 10 ml（约为全量 2/3）时给予氧气吸入。

4．静脉注射 0.9% 氯化钠 2 ml，防止硫喷妥钠与氯化琥珀胆碱混合发生沉淀反应。然后，将氯化琥珀胆碱 1 ml（50 mg）以注射用水稀释到 3 ml 快速静脉注射（10 s 注完）。在麻醉后期，将涂有导电胶的电极片紧贴于患者头部两颞侧，注射药后 1 min，即可通电。根据不同的治疗机可适当确定通电参数，如交流电疗机一般为 90 ~ 110 ~ 130 mA，通电时间为

3 ～ 4 s。

5．通电结束时，用活瓣气囊供氧并加压人工呼吸，约 5 min 后自主呼吸可完全恢复。

6．每次治疗通电次数不得超过 3 次。治疗一般为隔日 1 次，每周 3 次。急性期患者可以每日 1 次，然后根据病情连续治疗 3 ～ 6 次后改隔日 1 次。一个疗程一般为 6 ～ 12 次。

五、不良反应

1．治疗结束后处于意识混浊状态，兴奋不安，应予以保护性约束；头昏、头痛、恶心、呕吐等，短期内可恢复。

2．在通电结束后，易发生呼吸暂停现象，应立即疏通呼吸道，给予人工呼吸。

3．可逆性的暂时性记忆丧失，一般在治疗停止 1 ～ 3 个月后可恢复。

考点：改良的电休克治疗的适应证、禁忌证、不良反应

六、治疗过程的护理

（一）治疗前的护理

1．患者的准备

（1）向患者做好解释，消除其恐惧心理，以争取患者合作。

（2）治疗前 4 h 禁食、禁水。

（3）治疗前半小时测体温、脉搏、心率、血压并记录在治疗单上。如果体温＞ 37.5℃、脉搏＞ 120 次 / 分，应报告医生再进行处理。

（4）治疗前嘱患者排空二便。

2．环境、用物和药品的准备

（1）环境安静、清洁、宽敞，设有专用的治疗台及扁枕一个。

（2）急救用物：简易人工呼吸器、给氧设备、压舌板（裹上纱布）、约束带、皮肤消毒剂、导电液（0.9% 生理盐水或冻胶）、注射器、棉签、砂轮。急救药品：尼可刹米、肾上腺素、50% 葡萄糖注射液等。

（3）按医嘱准备好治疗前用药，如阿托品等。

（4）按医嘱调节电流频率及电量，并掌握准确治疗时间。

（二）治疗时的护理

1．使患者仰卧于治疗台上，取下发夹、义齿、眼镜，松解领扣和腰带，清除口鼻分泌物，四肢保持自然伸直姿势，扁枕垫于第 5 ～ 8 胸椎之间，使脊柱前突以减少骨折的可能。将压舌板放在患者上、下臼齿之间以防止咬伤。操作者用右手紧托患者的下颌，由两名助手固定患者肩、肘、膝关节，以防引起骨折和脱位，禁止用力按压。

2．抽搐后立即将患者头偏向一侧，使唾液流出，并立即去掉扁枕，进行人工呼吸，如自主呼吸未恢复可转动头部，刺激颈动脉化学感受器，兴奋呼吸中枢或根据医嘱注射尼可刹米，必要时给氧。

3．及时填写电休克治疗单，整理用物。

（三）治疗后的护理

1．患者应卧床休息，专人守护，意识未完全恢复前不可离开。冬天则应注意保暖。

2．如发现患者有头、背部及肢体疼痛，呕吐或其他不适反应，立即报告医生进行检查

处理。

考点：电休克治疗的护理

第四节 其他治疗的护理

一、心理治疗的护理

（一）心理治疗的概念

心理治疗又称精神治疗，是一种以助人为目的的、专业性的人际互动过程。心理治疗以医学心理学的知识为指导，以良好的医患关系为桥梁，借助心理学的理论和技术（通过医护人员的言语、表情、举止行为并结合其他特殊的手段）影响患者，引起其心理、行为和躯体功能的积极变化，从而达到治疗疾病、促进康复的目的。心理治疗的方法很多，形式多种多样。根据主要的心理学派将心理治疗分类，可分为精神分析疗法、行为疗法、人本主义心理疗法、认知疗法、森田疗法等。

（二）心理治疗的基本原则

1．熟悉病历，掌握病情　了解患者的发病原因、发病经过、性格特征、家庭情况和社会背景。

2．扮演好护士角色　接触患者时一定要从尊重、信任、同情、关心和理解的心情出发，使心理治疗能够有效进行。

3．选择适当的治疗环境　应提供一个疏泄不良情绪的场所和发泄的机会，确定切实的治疗目标。

4．综合治疗的原则　由于人类疾病的形成往往是生物、心理和社会因素综合作用的结果，因此，治疗时也应采取综合治疗的方式。

5．心理治疗时要考虑社会文化背景　因为不同的民族的文化传统、习俗、行事方式不同，心理治疗中的解释、指导也应有所不同。

（三）心理治疗的护理

1．护士应首先根据精神障碍的诊断确定心理护理的目标，然后制订计划，最后实施心理护理。

2．护士在进行心理护理时，不仅应注意与患者的沟通，了解他们的心理问题及影响治疗与康复的心理、社会因素，而且要注意及时地与医生进行交流，互通信息，以便更好、更全面、针对性地为患者提供医疗服务。

3．可进行一般性心理治疗，如支持性心理治疗、放松训练、小组或集体形式的治疗。此外，护士还可承担工娱治疗、音乐治疗、运动治疗等基础治疗的工作。

考点：心理治疗的基本原则

二、康复治疗的护理

（一）康复治疗的概念

精神障碍的康复治疗是指通过对精神障碍患者进行生活、职业、学习等技能的反复训练，来消除或减轻疾病对患者心理、社会功能的损害，以尽量提高其生活技能，减轻精神残疾，重新回归社会的一种治疗方法。

（二）康复治疗的原则

康复治疗的原则是功能训练、全面康复、重返社会。功能训练系康复治疗的方法和手段，全面康复是康复治疗的准则与方针，重返社会则为康复治疗的目标和方向。

（三）康复治疗的方法与护理

康复治疗主要是日常生活和社会职业技巧的训练，通过小组或个人治疗，帮助患者提高社会交往能力，保持或学习从事工作的能力，同时训练应付心理应激的方法，以促进其疾病的康复。

1．日常生活行为的技能训练　根据不同病情采取不同方法。训练对象多数是慢性功能衰退患者，因为其行为退缩、情感淡漠、活动减少、生活懒散、仪表不整，有的完全不能生活自理，所以应进行模拟家庭训练和实地训练来改善和提高患者的日常生活活动能力和自我照顾能力。

2．学习行为的技能训练　目的是训练精神障碍患者处理和应付各种实际问题的行为技能，学习内容宜使用趣味性强、易于接受及与应用性结合的题材，可采取类似于课堂教学的形式，也可采用对话、宣传册或表演心理剧、情景剧等形式，包括药物治疗的自我管理技能训练、学习求助的技能、学习文化知识和一般技能。

3．就业行为的技能训练　专业人员按照技能训练的原则，结合患者的具体实际开展不同的行为训练内容，如简单的作业训练、工艺制作活动及职业性劳动训练等。

考点：康复治疗的方法与护理

小结	一、精神药物治疗 1. 精神药物治疗是指通过应用精神药物来改变病态行为、思维或心境的一种治疗手段。 2. 精神药物按其临床作用特点分为抗精神病药（常用药，不良反应）、抗抑郁药（常用药，不良反应）、心境稳定剂（常用药，不良反应）、抗焦虑药（常用药，不良反应）。 3. 精神药物治疗的护理措施 （1）生理方面。 （2）心理方面。 （3）社会方面。 二、电休克治疗的护理 1. 电休克治疗（ECT）是以一定量的电流通过大脑引起意识丧失和痉挛发作，从而达到治疗目的的一种治疗方法。 2. 电休克治疗适用于：①严重抑郁，有强烈自伤、自杀企图及行为以及明显自责、自罪者；②极度兴奋躁动、冲动伤人者；③拒食、违拗和紧张性木僵者；④精神药物治疗无效或对药物治疗不能耐受者。

小结	3. 电休克治疗过程的护理包括：①治疗前的准备；②治疗时的护理；③治疗后的护理。 三、心理治疗的护理 1. 概念。 2. 基本原则。 3. 护理措施。 四、康复治疗的护理 1. 概念。 2. 治疗原则。 3. 治疗方法及护理措施。

（陈世平）

第六章　器质性精神障碍及其护理

学习目标	
	1. 说出躯体疾病所致的精神障碍有哪些。 2. 归纳器质性精神障碍的护理措施。 3. 熟记谵妄的主要临床特点。 4. 熟记痴呆综合征的主要临床特点。 5. 熟记器质性精神障碍的主要临床特点。 6. 识别躯体疾病所致精神障碍的共同特征。 7. 描述阿尔茨海默病的主要临床特点。

第一节　器质性精神障碍

一、概述

器质性精神障碍是指由脑部疾病或躯体疾病引起的精神障碍。前者常称为脑器质性疾病所致精神障碍，包括脑变性疾病、脑血管病、颅内感染、脑外伤、脑肿瘤、癫痫等所致精神障碍。躯体疾病所致精神障碍是指由脑以外的躯体疾病引起的精神障碍，如躯体感染、内脏器官疾病、内分泌紊乱所致精神障碍等。

二、常见器质性综合征

（一）谵妄

谵妄是由脑部弥漫性、暂时的急性病变所引起的，以意识障碍为主要特征的综合征。由于一般急性起病，病情发展速度较快，病程短暂，又称急性脑病综合征。

发病的主要原因为急性中毒、戒断症状、急性代谢性障碍、感染、脑外伤、中枢神经系统症状、内分泌紊乱、药物和营养及维生素缺乏等。

临床上主要表现为意识障碍，常有昼轻夜重的特点。可有注意力涣散、动作迟缓、丧失定向力、对周围事物理解困难以及感知、记忆和思维受损等。患者的自知力常受损。

（二）遗忘综合征

遗忘综合征是由脑器质性病变所导致的一种选择性或局灶性认知功能障碍，以近记忆障碍为主要特征。

发病的主要原因以酒精中毒最为常见。其他如严重营养缺乏、脑外伤、脑血管性疾病、缺氧、一氧化碳中毒、脑炎及脑肿瘤等器质性疾病也可是其发病原因。

临床表现是记忆障碍，特别是近记忆障碍，对近期接触过的人名、地点和数字最易遗忘。

（三）痴呆综合征

痴呆综合征是指较为严重的、持续的认知障碍。临床上以缓慢出现的智能减退为主要特征，伴有不同程度的人格改变。因起病缓慢，病程较长，故又称慢性脑病综合征。痴呆可由多种原因所造成。最常见的是神经系统退行性疾患，在老年期尤以阿尔茨海默病最为常见。其他如颅内占位性病变、脑外伤、脑炎、脑血管性疾患等，也常是其发病原因。

考点：常见的器质性综合征

第二节　脑器质性精神障碍及其护理

案例

某女，69岁，退休干部，2年前开始出现记忆力下降。开始时表现为记不住人的名字，记不住看过的新闻等。记忆力下降逐渐明显，以至重复购买相同的食品，炖汤时忘了关火而发生火灾，并发展到遗失贵重物品包括钱包和存折等。2个月前出去散步，出现找不到回家的路的情况，常走错门。过去注意仪表，病后却生活懒散，最近连吃饭也要家人督促。体检神清欠合作，衣貌欠整洁，有纽扣扣错。多问少答，回答简单或错误。记忆力检查提示近记忆很差。未发现典型的幻觉、妄想及抑郁等，但情感反应较简单、冷漠。其母亲高龄时也有类似症状，但未经诊断和治疗。实验室及特殊检查：各项生化指标无阳性发现。CT发现皮质萎缩和脑室扩大。临床诊断：阿尔茨海默病。

一、阿尔茨海默病

（一）概述

阿尔茨海默病（Alzheimer disease，AD）是一组病因未明的原发性退行性脑变性疾病。多起病于老年期，潜隐起病，病程缓慢且不可逆，主要表现为痴呆综合征，即所谓的老年性痴呆。

（二）病因

1．遗传学因素　家系研究显示：阿尔茨海默病与一级和二级亲属的痴呆家族史有关。阿尔茨海默病的一级亲属10%有痴呆危险性；90岁时，一级亲属23%有痴呆危险性；父母一方患阿尔茨海默病，患者在70岁以前发病，其同胞到85岁时患病危险性为50%。

2．社会心理因素　与病前性格孤僻、兴趣狭窄、重大不良生活事件、营养不良、噪声、精神崩溃和躯体活动过少等有关。

（三）发病机制

1．大脑皮质萎缩　大脑皮质各区出现萎缩以前，额叶、颞叶及顶叶受累最多，特别是海马结构。大脑重量减轻，以早期起病者表现更为显著。

2．神经元改变　神经元数量减少或丧失，皮质神经元脂褐素聚集，星形胶质细胞增生。随着神经元丧失，伴有大量的神经元纤维缠结、老年斑或神经炎性斑，这是阿尔茨海默病的特征性病理改变。

3．胆碱能功能受损　记忆和认知功能与胆碱能系统有关，阿尔茨海默病患者胆碱能系统受损部位主要在海马、杏仁核、蓝斑和中缝核。

（四）临床表现

多数隐匿起病，少数患者在躯体疾病、骨折或精神刺激的情况下发病。记忆障碍常为本病的首发症状，对新近发生的事容易遗忘，难以学习新知识，忘记已安排的各种事情，忘记正在做的事情如烹饪、从龙头中接水等，在不熟悉的地方易迷路，记不住年月日，也不能进行简单的计算，经常丢落物品等。随着病情发展，智能衰退日益严重，进食不知饥饱。外出后找不到自己家门，说不出家人的名字，甚至不能正确回答自己的姓名、年龄等。患者的视觉空间定向力也常在早期受损，不能临摹较简单的立体图形。有的患者不能正确使用词汇，不能认识镜中自己的形象，尚可有失语、失认、失用等。

有的患者早期以情感性精神障碍为主，表现为躁狂或抑郁症状，可误诊为功能性精神障碍。随着病情逐渐加重，痴呆症状日益明显，才能明确诊断。患者尚可有性格改变，缺乏羞耻及道德感，不注意个人卫生，不能料理自己的生活，常将收集的废纸杂物视作珍宝。到后期，终日卧床不起，二便失禁，口齿含糊不清，言语杂乱无章。

患者外貌苍老，皮肤干燥多皱，色素沉着，毛发苍白，牙齿脱落，肌肉萎缩，痛觉反应消失，其他神经系统检查常无明显阳性体征。晚期可出现震颤、痉挛、肌强直及偏瘫等。脑电图检查早期仅呈现 α 节律减慢，晚期为弥漫性慢波，CT 检查可显示皮质萎缩和脑室扩大。

病程进行性发展，平均经历 5 ～ 10 年，很少自愈，最后发展至严重的痴呆，常因褥疮、骨折、肺炎、营养不良等继发性躯体疾病或衰竭而死亡。

（五）治疗

目前尚缺乏特异的病因治疗措施，主要包括社会心理治疗和药物治疗。

1．社会心理治疗　对轻症患者主要是提供心理支持和行为指导，鼓励患者适当参加活动。对重症患者主要是生活上的照顾和护理，注意患者的饮食、营养和日常的清洁卫生，尽量督促患者自己料理生活，以减缓其精神衰退，避免让患者单独从事有可能发生危险的活动。

对于痴呆患者的社会心理治疗包括：记忆训练、现实定向、回忆疗法、音乐疗法、文体活动等。

2．药物治疗　用于改善认知功能和促进脑部代谢的药物有多奈哌齐、卡巴拉汀、石杉碱甲、二氢麦角碱等，一般患者不需要服用抗精神病药。如有精神兴奋或抑郁、行为紊乱、难以管理者，可给少量抗精神病药、抗抑郁药或抗焦虑药，但需注意副作用，当症状改善后，宜及时停药。

考点：阿尔茨海默病的临床表现

知识链接

世界老年痴呆日

9月21日是“世界老年痴呆日”，是国际老年痴呆协会1994年在英国爱丁堡第十次会议上确定的。在这一天，全世界六十多个国家和地区都将组织一系列的活动，使全世界的人们都懂得预防阿尔茨海默病是非常重要的。

目前中国有阿尔茨海默病患者约500万之多，占世界总病例的1/4，而且每年平均有30万新发病例。中国阿尔茨海默病的患病率有显著增长的趋势，75岁以上老人达8.26%，85岁以上老人达11.4%。阿尔茨海默病患者女性多于男性，60岁以上的女性患阿尔茨海默病的概率通常是男性的2～3倍。此病应当引起足够的重视。

二、血管性痴呆

（一）概述

血管性痴呆（vascular dementia，VD）是指由于脑血管病变导致的痴呆，曾称为多发梗死性痴呆。本病多在中老年起病，男性略多于女性。病程多呈阶梯式发展，常可伴有局限性神经系统体征。

（二）病因及发病机制

本病原因是脑动脉硬化，主要引起脑组织发生器质性改变。脑动脉硬化的程度可因部位不同而有差别。以大脑中动脉及基底动脉较易硬化，小动脉和毛细血管前小动脉管壁增厚，弹力层断裂。大脑基底核区尚可见毛细血管透明变性（玻璃样变）和纤维化等改变。脑部有弥漫性或局限性萎缩，脑室扩大，显微镜检查可见在额叶及白质中有大小不等的小软化灶，软化灶周围有胶质细胞增生，形成小囊、瘢痕及稀疏区。神经细胞变性及胶质细胞增生以血管周围最为明显。

（三）临床表现

多数患者有高血压及高血脂病史，有的可有脑血管意外发作史。

早期患者无明显的痴呆表现，常诉述头痛、头晕、失眠或嗜睡、易疲乏、精力不集中，出现近记忆障碍，情感脆弱，易于激动，或轻度抑郁。病情逐渐发展会表现为近记忆明显下降，远记忆也受影响，认知功能明显受损，同时患者原有的个性特征也变得更为突出，容易激动或过度敏感，可因微不足道的诱因而引发哭泣或大笑，称为情感失禁。可出现忧郁、焦虑、猜疑及妄想等。晚期患者的智能、人格严重衰退，自控能力丧失，个人生活不能自理，或长期卧床。

急性起病者常在脑血管意外发作后出现，可呈现意识错乱状态，伴有行为紊乱及幻觉、妄想，发作过后出现人格及智能障碍。根据血管梗死部位不同而有不同的神经系统体征，如偏瘫、眼球震颤、失认、失用、共济失调及锥体束征等。病程以跳跃性加剧和不完全性缓解相交替的所谓阶梯进程为特点，可长达数年甚至10年以上。

脑电图常显示明显异常。脑脊液检查可有蛋白质轻度增高。脑血流速度检查可见血管弹性降低，阻力增大，血流量减少而缓慢。脑CT检查可见低密度区及局限性脑室扩大。脑磁共振成像则可清楚显示腔隙梗死灶。

（四）治疗

目前还没有特效药物治疗，主要针对高血压及动脉硬化进行有关的内科治疗。脑功能的康复治疗亦很重要，应尽早进行肢体的活动训练以及语言功能、认知功能的训练等。

精神症状较明显时，可用少量抗精神病药治疗，如利培酮、奋乃静等，症状一旦控制，即可停药。

考点： 血管性痴呆的临床表现

三、其他脑器质性疾病所致精神障碍

其他脑器质性疾病所致精神障碍有颅内感染所致精神障碍、脑外伤所致精神障碍、癫痫性精神障碍、脑肿瘤所致精神障碍等。

第三节　躯体疾病所致精神障碍及其护理

案例

某女，46 岁，2 周前出现头痛、恶心，呕吐两次，发热，当时按“感冒”治疗。此后逐渐出现精神萎靡、疲乏无力、表情淡漠、卧床不起、不食、不语、问话不答、时而独自发笑。既往健康。体格检查：体温 38.5℃，脉搏 100 次 / 分，呼吸频率 20 次 / 分，血压 120/70 mmHg，急性重症面容，消瘦，轻度脱水。神经系统检查：嗜睡状态，右下肢肌张力增高，腱反射亢进，有踝阵挛。精神检查：两眼呆滞、缄默不语、表情淡漠、蜡样屈曲、处于木僵状态。脑电图呈广泛中度异常。临床诊断：病毒性脑炎所致精神障碍。

一、概述

（一）概念

躯体疾病所致精神障碍是指由脑以外的躯体疾病，如躯体感染、内分泌障碍、营养代谢疾病、内脏器官疾病等引起的脑功能紊乱而产生的精神障碍。

（二）共同的临床特征

1．精神障碍与原发躯体疾病的病情严重程度呈平行关系，发生时间上也常有先后关系。

2．急性躯体疾病常引起意识障碍，慢性躯体疾病常引起智能障碍和人格改变，智能障碍和人格改变也可由急性期迁延而来。在急性期、慢性期、迁延期均可以叠加精神病性症状、情感症状及神经症症状等。

3．精神障碍缺少独特症状，同一疾病可以表现出不同的精神症状，不同疾病又可表现出类似的精神症状。

4．积极治疗原发躯体疾病并及时处理精神障碍，可使精神症状好转。

考点： 躯体疾病所致精神障碍共同的临床特征

二、常见躯体疾病所致精神障碍

知识链接

躯体疾病所致精神障碍

躯体疾病所致精神障碍，又称为症状性精神病，是原发于躯体疾病的全部症状的一部分，不包括与躯体疾病并存的精神障碍，也不包括个体对躯体疾病所表现出的心理反应。

临床主要表现为意识障碍、遗忘综合征、智能障碍、人格改变、情感性精神障碍、脑衰弱综合征等。

（一）躯体感染所致精神障碍

躯体感染所致精神障碍是指由病毒、细菌、螺旋体、真菌、原虫或其他感染性病原体引起的躯体感染所致的精神障碍，而感染性病原体没有直接感染颅内。

多数躯体感染患者表现出轻微且短暂的精神症状，如注意不集中、轻度意识障碍、焦虑、抑郁、易激惹、失眠或嗜睡和精神易疲劳等。在急性感染过程中，常表现为意识障碍和谵妄等综合征。而在慢性感染中，主要表现为遗忘综合征或痴呆。

躯体感染所致精神障碍的病因不同，其发病机制亦不相同。致病微生物（细菌、病毒等）可直接作用于中枢神经系统，亦可能是感染引起发热、机体代谢障碍或水及电解质平衡紊乱，导致脑功能紊乱。此外，机体的功能状态如免疫系统、内分泌系统及患者病前性格特点和遗传倾向等，亦是影响精神障碍发展的因素。

躯体感染所致精神障碍常具有以下特点：起病较急，病程发展常起伏不定，例如患者早上感到疲乏，下午则可出现焦虑、易激惹，而晚上却发生意识混浊。此外，精神症状通常与感染有密切的相关性，感染性疾病好转后，精神症状亦会随之好转。

及时发现原发感染性疾病是正确诊断的关键。若患者出现意识障碍和急性认知功能障碍，尤其是定向障碍和意识混浊，应引起充分注意，并积极寻找原发的躯体疾病。

早期诊断、早期治疗非常重要。首先根据感染的病原体的种类和感染的性质，给予相应的抗感染治疗，这是最根本的病因治疗；同时要积极处理躯体症状，包括降低体温、补充能量、纠正酸碱平衡失调及电解质平衡紊乱。另外，要针对精神症状，选择相应的精神药物。

常见躯体感染所致精神障碍有：肺炎所致的精神障碍、感染性心内膜炎所致精神障碍、流行性感冒所致的精神障碍、小舞蹈症所致精神障碍等。

（二）内脏器官疾病所致精神障碍

内脏器官疾病所致精神障碍是指由重要内脏器官如心、肺、肝、肾等严重疾病继发脑功能紊乱所致的精神障碍。精神障碍的严重程度随原发疾病的严重程度而波动。在各种有害因素的作用下，重要内脏器官发生损害，可直接影响其重要的生理功能，或是有毒物质蓄积，均可造成机体的循环、代谢障碍及水与电解质平衡紊乱和酸、碱失衡，导致脑功能障碍，而发生精神障碍。常见内脏器官疾病所致精神障碍有：肺性脑病、肝性脑病、心源性脑病、肾性脑病等。

治疗原发病，对症处理，必要时进行透析治疗，维持水、电解质平衡，使用小剂量精神药物控制精神症状。

（三）内分泌疾病所致精神障碍

内分泌疾病所致精神障碍是指由于内分泌功能亢进或低下所致的精神障碍，诸多因素均可引起内分泌疾病，出现内分泌紊乱，从而影响中枢神经系统，致使脑功能紊乱。常见内分泌疾病所致精神障碍有：甲状腺功能亢进所致精神障碍、甲状腺功能减退所致精神障碍、肾上腺皮质功能亢进所致精神障碍、糖尿病所致精神障碍等。

针对病因治疗，使用小剂量精神药物控制精神症状。

（四）结缔组织疾病所致精神障碍

结缔组织疾病常有多系统、多脏器受累，症状复杂多变，常伴发精神神经障碍，一些患者可以精神神经症状为首发表现。常见的可致精神障碍的结缔组织疾病有：类风湿性关节炎、系统性红斑狼疮等。

积极治疗原发疾病，使用小剂量精神药物控制精神症状。

第四节　器质性精神障碍患者的护理

一、护理评估

1．生理方面

（1）睡眠情况。

（2）营养状况。

（3）排泄情况。

（4）躯体症状。

2．心理方面

（1）感知觉方面：有无感觉的异常、思维的改变。

（2）情感方面：有无情绪不稳定、焦虑、恐惧等。

（3）意志行为方面：有无懒散，有无怪异行为，有无暴力行为。

（4）自知力方面：对自己的疾病是否有认识，是否配合治疗、护理。

3．社会方面

（1）人际交往能力：病前及病后的人际关系的情况，家庭婚姻的状况。

（2）社会支持系统：家属、朋友对患者的态度和行为，家庭经济状况，社会资源的利用情况。

（3）生活自理能力的程度：如进食、洗澡、穿衣、上厕所等。

（4）身体活动能力情况。

（5）家庭功能情况。

二、护理诊断

1．生理方面

（1）睡眠型态紊乱。

（2）营养状况改变。

（3）排便异常。

（4）有受伤的危险。

2．心理方面

（1）感知觉改变。

（2）思维过程改变。

（3）焦虑。

（4）恐惧。

（5）有潜在的暴力行为倾向。

3．社会方面

（1）语言沟通困难。

（2）社交能力受损。

（3）社会隔离状态。

（4）身体活动能力受损。

（5）家庭功能受损。

三、护理目标

1．生理方面

（1）能维持正常的营养状态。

（2）睡眠型态紊乱得到改善。

（3）保持排便正常。

（4）患者不发生误吸和噎食，知道进食、喝水时应注意的事项。

（5）患者能够减少或不发生外伤危险。

2．心理方面

（1）各种症状明显减轻。

（2）学会通过合适的途径宣泄情绪。

（3）面对应激学会正确的应对方式。

（4）增强处理压力和冲突的能力。

3．社会方面

（1）生活自理能力逐步提高。

（2）建立有效的人际交往模式。

（3）逐步进行正常的工作和学习。

（4）提高对疾病的认识。

四、护理措施

1．生理方面

（1）安全护理：应将患者安置在易观察、安全且无危险物品的房间，并在工作人员的视线下活动，定时巡视，必要时专人陪护。为患者提供舒适、安静的环境，减少不良刺激和环境对患者的潜在危险。

（2）饮食护理：为患者提供易消化、营养丰富的饮食。对吞咽困难、不能进食者，及时给予鼻饲饮食或静脉补充营养液，以保持营养代谢的需要。并为患者提供整洁、舒适的进餐环境，给予充足的进餐时间，在不影响治疗和病情许可的前提下，提供患者喜爱吃的食物，以促进食欲。

（3）睡眠护理：减少或去除影响患者睡眠的诱发因素；为患者创造良好的睡眠环境；为患者提供足够的照明，避免因光线不足而使患者产生恐惧不安；让患者建立有规律的生活方式，为其安排适当的活动；做好睡前心理护理；必要时，可遵照医嘱给予药物辅助入睡。

（4）二便护理：观察患者的二便情况，针对二便异常情况采取相应的护理措施。

2．心理方面

（1）与患者建立良好的护患关系：护士应主动介绍自己，帮助患者尽快熟悉环境和适应病后所需的生活方式，建立相互信任的治疗性关系。主动发现患者的身心需要，并及时采取措施，尽可能地予以满足。要帮助患者树立战胜疾病的信心，建立起有利于治疗和康复的最佳心理状态，以促进疾病康复。

（2）指导患者了解疾病的病因、临床表现、疾病的进展情况以及治疗、护理、预防的方法，解除其顾虑和紧张。让患者知道器质性精神障碍有昼轻夜重及呈波动性的特点，使患者有心理准备，防止因病情变化而引起精神困扰。

（3）维护患者的自尊：对患者的需求要有敏感性，鼓励患者自我照顾，让患者有做决定的机会。随时给予现实感的定向力，减少因定向力的错误或认知的误判而引起恐慌、不安。尊重患者的隐私权，倾听患者的诉说。

（4）减低激动：当患者被要求去做他不熟悉的事时常会变得激动不安。因此护士应清楚而完整地给予解释，如果患者能做选择则应给予机会。个体化的日常活动安排可以帮忙患者有所期待及计划自己一天的生活作息。如果患者拒绝参与任何活动，不宜持续地坚持要求患者参加，以免增加患者的焦虑不安甚至产生行为失控（如生气、攻击）。最好的方法是等几分钟后再回去看看患者是否同意参加，在这期间护士应检查自己接触患者的方式是否妥当，或是否提出要求时太突然，没有给患者充分的时间考虑。另外应维持环境的稳定，减少不必要的压力，教会患者掌握生活中必须使用的技巧；鼓励患者自己照顾好自己。

3．社会方面

（1）鼓励患者安排自己的生活和工作，有规律、有计划，能自我管理。

（2）帮助患者认识和正确对待发病因素和疾病性质，认识自己的性格缺陷，教会患者正确应对生活中的压力和挫折，积极参加各种文体活动，参加一些康复训练，有利于病情恢复。

（3）介绍患者参加一些康复组织，从而得到一些咨询和帮助，协助患者逐渐适应社会生活。

（4）教会患者与疾病有关的自我护理方法，鼓励其增加自我护理的独立性，避免过分依赖他人。指导患者掌握实现特定康复目标所需要的技术方法。嘱患者多与社会接触，保持乐观情绪，增强战胜疾病的意志和信心。

（5）告知家属患者出院后仍需要继续治疗，应坚持服药，不要随意增减药量或突然停药，观察患者用药后反应，妥善保管好药物，防止患者过量服药，并定期到医院复诊。为患者安排规律的生活、合理的饮食，保证睡眠，给予适当的体育锻炼及功能训练等康复措施，协助患者克服各种困难，使其最大限度地恢复社会功能，重建社交能力。

五、护理评价

1．生理方面

（1）睡眠、营养状态是否得到了改善。

（2）排便是否有障碍。

（3）身体有无受伤。

2．心理方面

（1）症状是否得到改善。

（2）患者能否正确认识自己的疾病。

（3）面对困难和压力时能否应用恰当的心理防御机制和应对技巧。

3．社会方面

（1）患者的生活自理能力有无提高。

（2）患者的家庭、社会功能是否基本上恢复。

（3）患者能否主动参加各种文体活动，能否与周围人进行有效的沟通。

（4）患者家属能否认识本病的症状特点、护理要点。

小结

一、器质性精神障碍

（一）概述

器质性精神障碍是指由脑部疾病或躯体疾病引起的精神障碍。前者常称为脑器质性疾病所致精神障碍。后者称为躯体疾病所致精神障碍。

（二）常见器质性综合征

1. 谵妄是由脑部弥漫性、暂时的急性病变所引起，以意识障碍为主要特征的综合征。

2. 遗忘综合征是由脑器质性病变所导致的一种选择性或局灶性认知功能障碍，以近记忆障碍为主要特征。

3. 痴呆综合征是指较为严重的、持续的认知障碍。

痴呆可由多种原因所造成。最常见的是神经系统退行性疾患，在老年期尤以阿尔茨海默病最为常见。

二、阿尔茨海默病

主要临床表现有记忆障碍、语言障碍、失认和失用、智能障碍和人格改变。

三、血管性痴呆

主要临床表现为头痛、头晕、失眠或嗜睡、近记忆障碍、意识模糊状态，伴有行为紊乱、人格及智能障碍。

四、躯体疾病所致精神障碍

1. 概念　是指由脑以外的躯体疾病引起的脑功能紊乱而产生的精神障碍。

2. 躯体疾病所致精神障碍共同的临床特征

（1）精神障碍与原发躯体疾病的病情严重程度呈平行关系，发生时间上也常有先后关系。

（2）急性躯体疾病常引起意识障碍，慢性躯体疾病常引起智能障碍和人格改变，智能障碍和人格改变也可由急性期迁延而来。

（3）精神障碍缺少独特症状，同一疾病可以表现出不同的精神症状，不同疾病又可表现出类似的精神症状。

小结	
	（4）积极治疗原发疾病并及时处理精神障碍，可使精神症状好转。 3. 常见躯体疾病所致精神障碍包括躯体感染所致精神障碍、内脏器官疾病所致精神障碍、内分泌疾病所致精神障碍、结缔组织疾病所致精神障碍。 五、器质性精神障碍患者的护理措施 1. 生理方面　安全护理，提供易消化、营养丰富的饮食，睡眠及二便护理。 2. 心理方面　与患者建立良好的护患关系，指导其了解疾病的病因、临床表现、疾病的进展情况以及治疗、护理、预防的方法，解除其顾虑和紧张，维护患者的自尊，减少激动。 3. 社会方面　鼓励患者安排自己的生活和工作，有规律、有计划，能自我管理，帮助患者认识和正确对待发病因素和疾病性质，认识自己的性格缺陷，积极参加各种活动，多与社会接触交往，保持乐观情绪，增强战胜疾病的意志和信心，使其逐渐适应社会生活。

（陈世平）

第七章　精神活性物质所致精神障碍及其护理

学习目标	
学	1. 说出常见精神活性物质的种类。
习	2. 归纳精神活性物质所致精神障碍患者的护理诊断。
目	3. 知道精神活性物质所致精神障碍患者的护理措施。
标	4. 熟记酒精及阿片类药物所致精神障碍患者的临床特征。

第一节　精神活性物质所致精神障碍

案例

某男，39岁，已婚，个体经营者。因人际关系紧张及事业受挫引发经常性饮酒已有10年。饮酒量均按白酒（50度）计算，为500～1000 ml/d，并常伴有空腹饮酒、晨饮。主诉：常受幻觉、妄想等精神病性症状支配。精神症状：幻视、幻听同时存在；妄想主要以关系、被害、嫉妒妄想为主；并伴有情感性精神障碍和人格改变。躯体并发症：伴有高血压，肝、胆疾病以及胃肠疾病。神经系统检查：肢体震颤，行走不稳。辅助检查：肝功能异常，B超显示肝硬化；心电图异常；脑电图见癫痫波，类型呈小发作和精神运动性发作。临床诊断：酒精所致精神障碍。

精神活性物质滥用是全球性的公害之一，很多国家从多个角度开展了对精神活性物质滥用问题的科学研究，以期解决这一世界性的难题，我国也不例外。目前，我国各省、自治区、直辖市都不同程度地存在与毒品有关的违法犯罪活动，中国已由毒品过境受害国转变为毒品过境与消费并存的受害国。吸毒者的年龄日趋低龄化，吸毒品种多样化，与吸毒相伴随的社会危害也日趋严重。同时，随着人们生活水平的不断提高，吸烟、饮酒人群数量也在不断增加，由此造成的健康影响亦不容忽视。

知识链接

精神活性物质成瘾概况

2010年国家禁毒委员会办公室发布消息，据全国吸毒人员信息数据库显示，截至2009年底，全国现有登记在册吸毒人员1335920人，比2008年底增加209158人。在全国登记在册的吸毒人员中，男性占84.6%，女性占15.4%。从年龄情况看，35岁以下人员占 58.1%，与往年相比年龄继续呈下降趋势。从滥用种类看，滥用海洛因人员 97.8 万人，所占比例下降至 73.2%。滥用冰毒、氯胺酮合成毒品人员 36 万人，所占比例上升至 27%。尤其是滥用冰毒人员上升较快，2009 年各地公安机关共发现吸食冰毒人员 75505 名，占该年新登记吸毒人员总数的 37.9%。

一、基本概念

（一）精神活性物质

精神活性物质（psychoactive substance）又称为成瘾物质，是指能够影响人的情绪、行为及意识状态，并能致依赖作用的一类化学物质。常见的精神活性物质包括酒精、阿片类、抗焦虑药、镇静催眠药、可卡因、大麻、致幻剂、烟草、挥发性溶剂等。人们使用这些物质的目的在于取得或保持某些特殊的心理、生理状态。

毒品是社会学概念，是指具有强烈成瘾性并且法律禁止使用的化学物质，包括阿片类、可卡因、大麻、兴奋剂等。

（二）依赖

依赖（dependence）是一种强烈的渴求，并反复使用精神活性物质，以取得快感或避免不快为特点的一种精神和躯体性病理状态。药物依赖可分为精神依赖（psychological dependence）和躯体依赖（physical dependence）。精神依赖又称心理依赖，是指患者对某种物质强烈的渴求，期盼服用后获得心理上特殊的快感。躯体依赖也称生理依赖，是指反复使用药物，使中枢神经系统发生了某种生化或生理变化，以致需要药物持续存在于体内，以避免出现戒断综合征的症状。

（三）滥用

滥用（abuse）是指使用或不恰当地使用医学上不必要的药物，ICD-10 称为有害使用（harmful use）。滥用强调的是不良后果，滥用者没有明显的耐受性增加或戒断症状，反之就是依赖状态。

（四）耐受性

耐受性（tolerance）是一种状态，指药物使用者必须增加使用剂量方能获得所需的效果，或使用原来的剂量则达不到使用者所追求的效果。

（五）戒断状态

戒断状态（withdrawal state）是指停止使用药物或减少使用剂量所出现的特殊心理生理综合征。其机制是由于长期用药后，突然停药引起适应性反跳。不同药物所致的戒断状态因其药理特性不同而不同，一般表现为与所使用药物的药理作用相反的症状。例如酒精戒断后出现的是兴奋、失眠，甚至癫痫样发作等综合征。

考点：精神活性物质等基本概念

二、精神活性物质的分类

主要根据精神活性物质的药理特性，将其分为以下几个种类：

1．中枢神经系统抑制剂（depressants）　能抑制中枢神经系统，如巴比妥类、苯二氮䓬类、酒精等。

2．中枢神经系统兴奋剂（stimulants） 能兴奋中枢神经系统，如咖啡因、苯丙胺、可卡因等。

3．大麻（cannabis，marijuana） 大麻是世界上最古老、最有名的致幻剂，适量吸入或食用可使人欣快，增加剂量可使人进入梦幻，陷入深沉而爽快的睡眠之中，主要成分为$\triangle^{9}$-四氢大麻酚。

4．致幻剂（hallucinogen） 能改变意识状态或感知觉，如麦角酸二乙酰胺（lysergic acid diethylamide，LSD）、仙人球毒碱（mescaline）等。

5．阿片类（opiates） 包括天然、人工合成或半合成的阿片类物质，如海洛因、吗啡、阿片、美沙酮、二氢埃托啡、哌替啶、丁丙诺啡等。

6．挥发性溶剂（volatile solvent） 如丙酮、苯环己哌啶（phencyclidine，PCP）等。

7．烟草（tobacco）。

三、病因及发病机制

一般认为，引起药瘾的因素不是单一的，与药物的可获得性、遗传素质和人格的易感性以及社会文化因素有关。

1．社会因素 包括：①容易获得；②家庭因素，如家庭矛盾、单亲家庭、家庭成员之间交流差；③同伴影响、同伴间压力等；④文化背景、社会环境等因素。

2．心理因素 包括童年或青少年时的不愉快经历，生活或工作压力以及某些人格特征，如过度敏感、易于冲动、易生闷气、缺乏自信、以自我为中心、反社会行为等。

3．生物因素 当前尚没有建立起任何一种单一的生物实验模型，足以解释各类药物能够产生耐药性与依赖这些复杂的现象。研究多集中在以下几个方面：受体、神经递质、神经内分泌、生化和酶学、遗传学等。

四、酒精所致精神障碍

随着我国经济的发展，由饮酒造成的各种危害、酒精依赖住院率也随之增长，与之相关的疾病也有明显的增加，应引起充分的重视。

（一）临床表现

因饮酒而引起的精神障碍大体上分为急性和慢性酒精中毒两大类：

1．急性酒精中毒

（1）单纯性醉酒（simple drunkenness）：单纯性醉酒又称普通醉酒状态，是由一次大量饮酒引起的急性中毒。临床症状的严重程度与患者血液酒精含量及酒精代谢速度有关。在醉酒初期，醉酒者的自我控制能力减退、言语增多、内容夸大、情绪兴奋、易激惹、动作增多、行为变得轻浮。与此同时，绝大多数醉酒者发生语音不清、共济失调、步态不稳，并伴有心率加快、血压下降、颜面和全身皮肤潮红，有时伴恶心、呕吐。若醉酒进一步发展，则出现意识障碍，如意识清晰度下降和（或）意识范围狭窄，乃至出现嗜睡、昏睡甚至昏迷。除重症者外，一般能自然恢复，且无后遗症状。

（2）病理性醉酒（pathological drunkenness）：这是一种小量饮酒引起的精神病性发作。患者饮酒后急剧出现环境意识和自我意识障碍，多伴有片断性恐怖性幻觉和被害妄想。临床上表现为高度兴奋、极度紧张惊恐。在幻觉、妄想的支配下，患者常突然产生暴力行为，如毁物、自伤或攻击他人等。该醉酒状态一般持续数分钟、几个小时乃至一整天，随患者进入酣睡状态而结束发作。在清醒后，患者对发作过程不能回忆。与单纯性醉酒不同，病理性醉酒患者没有言语增多、欣快和明显的中毒性神经系统症状。另外，过度疲劳或长期严重失眠也可促使病理性醉酒的产生。

（3）复杂性醉酒（complex drunkenness）：患者一般曾有脑器质性病史，或者患有影响酒精代谢的躯体疾病，如癫痫、脑血管病、颅脑外伤、脑炎以及肝病等。在此基础上，患者对酒精的敏感性增高，小量饮酒后便发生急性中毒反应，出现明显的意识障碍，常伴有错觉、幻觉及被害妄想，有显著的情绪兴奋、易激惹，攻击和破坏行为多见，偶见无目的的重复与刻板动作。此类发作通常持续数小时，缓解后患者对经过部分或全部遗忘。

2．慢性酒精中毒

（1）酒精依赖：长期、大量饮酒会导致酒精依赖，这一过程大约需要10年以上，对于青少年或女性饮酒者6～7年或更短的时间就会形成酒精依赖。酒精依赖有以下几个临床特点：

①对饮酒的渴求无法控制。

②有固定的饮酒模式，患者必须在固定的时间饮酒而不顾场合，以避免或缓解戒断症状。

③饮酒已成为一切活动的中心，以致明显影响工作、家庭生活以及社会活动。

④耐受性逐渐增加，患者为取得饮酒初期达到的效果，或者防止生理性戒断症状的发生而需要不断增加饮酒量。

⑤戒断综合征反复出现，如果患者减少酒量或延长饮酒间隔，即引起体内酒精浓度下降而出现戒断综合征。

⑥酒精依赖患者经过一段时间的戒断后如重新饮酒则更为迅速地再现酒精依赖综合征的全部症状。

考点：酒精依赖的临床特点

知识链接

晨　饮

长期、大量饮酒会导致戒断综合征反复出现，若及时饮酒，戒断症状能迅速消失。因夜睡时间较长，血浆酒精浓度下降明显，故戒断症状多发生于清晨。所以，绝大部分患者均在清晨饮酒，借以缓解戒断症状引起的不适。这种现象称作“晨饮”，对戒断综合征的诊断有重要的意义。

（2）震颤性谵妄（delirium tremens）：患者在长期饮酒后骤然减少酒量或停饮可很快产生短暂的意识障碍。发作时患者意识不清，有时间和地点定向障碍，出现生动而鲜明的幻视与被害妄想。同时可见患者四肢粗大震颤和共济失调，并常伴有发热、大汗、心率过快、血压升高以及瞳孔散大等表现，严重时可危及生命。震颤性谵妄持续时间不等，一般为3～5天。恢复后患者对病情经过部分或全部遗忘。

（3）酒精中毒性幻觉症（alcoholic hallucinosis）：这是一种因长期饮酒引起的幻觉状态。

患者在突然减少或停止饮酒后 1 ～ 2 天内出现大量丰富、鲜明的幻觉，以幻视为主。常见原始性幻视以及评论性和命令性幻听。

（4）酒精中毒性妄想症（alcoholic delusiveness）：患者在意识清晰的情况下出现嫉妒妄想与被害妄想，临床上以前者多见。患者无端怀疑配偶不忠，为此常有暴怒反应，也可导致对猜疑对象或配偶进行攻击，有时酿成凶杀恶果。

（5）酒精中毒性脑病：这是慢性酒精中毒最为严重的精神病性状态，是长期大量饮酒引起脑器质性损害的结果。临床以谵妄、记忆力缺损、痴呆和人格改变为主要特征，绝大部分患者不能完全恢复正常。

①科萨科夫综合征（Korsakoff syndrome）：临床特点为近记忆缺损突出，学习新知识困难，常有虚构和错构，患者无意地编造经历与情节或远事近移以填补记忆的空白。除近记忆损害之外，许多患者有欣快表情、定向障碍和感觉运动性失调。

考点：慢性酒精中毒的表现、科萨科夫综合征

②酒精中毒性痴呆（alcoholic dementia）：长时间饮酒以及多次出现震颤性谵妄后可逐渐发展至痴呆状态，呈现出多种高级皮质功能，诸如记忆、思维、理解、计算、定向力和语言功能的损害。严重者常常影响日常生活，不能自理。人格改变也非常显著，患者变得自私、控制能力丧失、行为粗暴和残忍等。

（二）治疗

对于酒精所致精神障碍，尤其是慢性酒精中毒的治疗多采用综合性疗法。

1．戒酒　戒酒是治疗能否成功的关键步骤。一般应让戒酒者在住院条件下接受治疗，以断绝酒精的来源。临床上应根据患者酒精依赖和中毒的严重程度灵活掌握戒酒的进度，轻者可尝试一次性戒断，而对酒精依赖严重的患者应采用递减法逐渐戒酒，避免出现严重的戒断症状以致危及生命。

2．对症治疗　针对患者出现的焦虑紧张和失眠症状，可用抗焦虑药，宜给予能控制戒断症状的最低剂量。因上述药物均能引起依赖，故只宜短期使用。对于兴奋躁动明显的患者，可小剂量给予氯丙嗪或氟哌啶醇肌内注射或口服治疗。

3．支持治疗　因多数患者有神经系统损害以及躯体营养状态较差，应给予促进神经营养药物治疗，同时补充大量维生素，尤其是 B 族维生素。对合并有胃炎和肝功能异常的患者，一般常规使用治疗胃炎药和保肝药物。

4．心理治疗　临床实践证明，行为疗法对帮助患者戒酒有一定的作用，使用双硫仑（戒酒硫）是行为疗法中常采用的一种手段。其他心理治疗方法，如支持性心理治疗和认知疗法等也有益于帮助患者戒酒和预防复发。

知识链接

双硫仑（戒酒硫）

双硫仑（Disulfiram）是一种阻断酒精氧化代谢的药物，能造成乙醛在体内聚积。患者如在服药期间饮酒，可产生乙醛引起的恶心、头痛、焦虑、胸闷和心率加快等表现。使用戒酒硫能促使患者建立对饮酒的厌恶反射。该药有一定的毒性，不可长期使用，一般以 3 ～ 5 天为宜，每日剂量 500 mg 左右。

五、阿片类物质所致精神障碍

阿片类物质是指对人体产生类似吗啡效应的一类药物，有天然的，也有人工合成的。常见的阿片类物质包括阿片、阿片中提取的生物碱吗啡、吗啡的衍生物海洛因，人工合成的有哌替啶、美沙酮、喷他佐辛等。

（一）临床表现

1．阿片类物质成瘾　海洛因成瘾为常见类型，以中青年男性多见。成瘾后表现出以下症状：

（1）精神症状：情绪低落、易激惹；性格变化明显、自私、说谎、缺乏责任感；记忆力下降、注意力不集中、睡眠障碍。

（2）躯体症状：营养不良、体重下降、食欲缺乏；性欲减退；自主神经功能方面可有头晕、出冷汗、心悸、体温升高或降低；白细胞增加、血糖降低。

（3）神经系统症状：可见震颤、步态不稳、言语困难、缩瞳、腱反射亢进，也可有吸吮反射、感觉过敏。

2．戒断综合征　戒断综合征的轻重与用药种类、剂量、时间、使用途径、用药次数等有关。最初表现为哈欠、流涕、流泪、寒战、出汗等，随后陆续出现各种戒断症状，如血压升高、心搏加快、瞳孔散大、恶心、呕吐、腹泻、腹痛、全身疼痛、食欲缺乏、疲乏无力、发冷、发热、强烈渴求药物与觅药行为等。

3．阿片类物质过量与中毒　过量中毒者，多有意识不清，甚至深度昏迷。呼吸极慢，甚至每分钟 2 ～ 4 次。皮肤冰凉、体温下降、血压下降、瞳孔缩小。当缺氧严重时，瞳孔可扩大，对光反射消失，肌肉松弛，舌后坠阻塞气道等。常因休克、肺炎、呼吸衰竭而导致死亡。严重病例的特征性表现是昏迷、呼吸抑制、针尖样瞳孔三联征。

考点：阿片类物质过量与中毒严重病例的特征性表现

（二）治疗

对阿片类物质成瘾及其所致精神障碍的治疗主要包括急性期的脱毒治疗、之后防止复发治疗和社会心理康复治疗。

1．脱毒治疗　脱毒指解除体内的毒性物质，在此特指通过躯体治疗来减轻戒断症状，预防因突然停药而可能导致的躯体损害的过程。目前常用的脱毒治疗是替代疗法，常用的替代药物有美沙酮和丁丙诺啡。

2．防止复发治疗　脱毒治疗的目的是使吸毒人员初步摆脱阿片类物质，摆脱躯体依赖，为全面治疗与康复打下基础，它是全面戒毒的开端，而不是终结。近年来，国内、外合并应用阿片受体阻断药——纳曲酮，它对脑内阿片受体有很强的亲和力，用在经过脱毒治疗的个体身上后，如患者重新滥用阿片类物质，可以阻断其作用于阿片受体，不再产生快感，从而使重新使用的阿片类物质失去了作为正性强化剂的作用，减少心理渴求与复吸的可能性。

3．社会心理康复治疗

（1）认知行为疗法：①通过改变导致患者吸毒的不良认知方式来改变其成瘾行为方式；②帮助患者学会应对急性或慢性渴求；③促进患者社会技能和生活水平的提高；④对患者不吸毒行为进行奖励强化。

（2）团体治疗：使患者有机会发现他们之间共同的问题，从而制订出切实可行的治疗方案；促进他们相互理解，学会如何正确表达自己的情感、意愿，使他们有机会共同交流戒毒的经验教训；在治疗期间相互监督、相互支持，有助于预防复吸、促进康复。

（3）家庭治疗：强调改善家庭成员间的不良关系，因为这是导致吸毒成瘾和复吸的重要原因。有效的家庭治疗技术能促进家庭成员间的情感交流，打破对治疗的阻抗。

（4）社区治疗：主要目的是全面改善患者的生活方式，消除反社会行为，培养生活、工作技能和积极进取的价值观。

知识链接

预防复吸的药物——纳曲酮

纳曲酮（Naltrexone）是阿片受体阻断药，属氧吗啡酮的同类化合物，不具备阿片受体刺激效应。它的特点是能够明显地减低或全部阻断静脉注射阿片类物质的效应，如长期与阿片类物质联合使用，可阻止阿片类物质产生的躯体依赖，无耐受性或依赖性，使用纳曲酮可促发已成瘾的阿片类物质滥用者出现戒断综合征。

第二节　精神活性物质所致精神障碍患者的护理

一、护理评估

1．健康史

（1）个人史：个人成长的情况，学习及智力的情况。

（2）现病史：本次发病的表现，有无诱因，诊断、治疗的情况，对生活、工作、学习的影响。

（3）既往史：既往的发病情况，服药治疗的情况，有无其他疾病。

（4）家族史：家族成员中是否有精神异常的患者。

2．生理方面

（1）生命体征。

（2）营养、饮食、睡眠、排泄的情况。

（3）躯体症状的表现。

（4）个人卫生、衣着方面。

3．心理方面

（1）认知方面：有无感觉的异常、思维的改变、注意力及记忆力的变化，有无幻觉。

（2）情感方面：有无情绪不稳定、易激惹、焦虑、恐惧、抑郁等。

（3）意志行为方面：有无懒散、被动，有无怪异行为，有无暴力行为、自伤行为。

（4）自知力方面：对自己疾病的认识能力，是否配合治疗、护理。

4．社会方面

（1）人际交往能力：病前及病后的人际关系的情况，家庭婚姻的状况等。

（2）社会支持系统：家属对患者的态度和行为，同事、同学及朋友对其的态度，家庭经济状况，社会资源的利用情况。

（3）对工作、学习及娱乐的影响：工作、学习的效率如何，对娱乐活动的影响。

（4）生活自理能力的程度。

二、护理诊断

1．生理方面

（1）睡眠型态紊乱。

（2）营养失调，低于机体需要量。

（3）意识障碍。

2．心理方面

（1）焦虑。

（2）抑郁。

（3）自我概念紊乱（低自尊）。

（4）有暴力行为的危险（对自己或他人）。

3．社会方面

（1）生活自理能力缺陷。

（2）社交障碍。

（3）个人应对无效。

（4）知识缺乏。

三、护理目标

1．生理方面

（1）改善患者的营养状况。

（2）睡眠型态紊乱得到改善。

（3）保持个人卫生整洁。

（4）未发生躯体的感染性疾病和并发症。

2．心理方面

（1）各种症状明显减轻。

（2）学会通过合适的途径宣泄情绪。

（3）协助患者认清并接受自己的成瘾是个问题。

（4）增强处理压力和冲突的能力。

3．社会方面

（1）生活自理能力逐步提高。

（2）协助患者与他人建立信赖感，从中维持彼此的认同感。

（3）协助患者制订并且实施工作及学业方面的计划。

（4）协助患者制订出新的调适方法，以处理生活中的压力事件及不舒服的感觉。

四、护理措施

（一）生理方面

物质滥用者常由于物质的使用过量、戒断、过敏或中毒反应产生身体上的危机状态，这些身体危机包括营养不良、脱水及各类的感染。在患者所有的健康需要中，生理状况危机的处理应列为第一优先考虑事项。

1．戒断综合征的护理　患者出现戒断综合征需专人守护，注意供给充足营养，防止水、电解质紊乱。对谵妄、躁动患者要加床挡或给予约束，防止坠床摔伤。对具有失眠、震颤、恐惧或以抽搐为先导症状者，应及时发现，并予以妥善护理。平时备好急救器械和药品以应急用。

考点：戒断综合征的护理

2．过量使用及中毒的护理

（1）首先确认使用何种药物，再采取适当的治疗方式。

（2）在患者度过急性期后则必须评估过量使用的原因，特别重要的是辨明是故意使用还是意外所致。

（3）对于中毒性精神病患者，护士必须以平静、同情的心态给予支持和提供安全的环境，并注意生命体征之变化及满足其生理需要，以减轻患者的恐慌。

（二）心理方面

1．建立护患关系　了解患者的思考模式，与患者建立真诚、友善和可信赖的人际关系，保持非批判性态度，且给予心理支持。

2．限制患者的操纵行为　以亲切、坚定的态度对患者的操纵行为予以设限，并说明违反设限之后果，以助其自我控制。

3．减低患者的焦虑　鼓励患者表达内心的感受，并适当提供安全保证，以减低其焦虑。培养患者独立生活能力和应激应对技巧。

4．戒断期心理护理　协助患者度过戒断过程中所出现的焦躁反应，可通过运动、静坐、音乐、绘画、园艺等休闲活动转移其注意力。

（三）社会方面

1．团体支持　在支持性的团体治疗中，同辈成员可以帮助他认识社会压力的现实情况；护士也可以在团体中利用角色扮演的技巧，帮助酒瘾者学习如何拒绝喝酒，帮助阿片类物质依赖患者学习如何拒绝阿片类物质。

2．健康指导　利用团体的环境做健康指导也是一种有效的护理措施。物质滥用者可以获得有关他们所使用的物质对人的身体、心理的影响的知识，以及社区中可利用的资源。

3．建立社会支持系统　激发患者的戒酒愿望，包括改善环境、家庭治疗、个人和集体心理治疗。

五、护理评价

1．生理方面

（1）患者的营养状态、睡眠状态是否得到改善。

（2）患者有无躯体的感染性疾病和并发症。

（3）患者能否保持个人卫生、整洁。

2．心理方面

（1）患者在处理日常生活需求时，是否反应合宜且不需使用药物。

（2）治疗期间，在监护下有无自伤和伤人的表现。

（3）患者能否正确地认识疾病的原因和性质，能否有效地进行自我控制。

3．社会方面

(1) 患者的社会功能是否基本上恢复。

(2) 患者是否能正常工作，与大家友好相处。

(3) 患者能否主动参与各种活动，利用外在社会资源。

(4) 患者的家属能否清楚认识本病的发病因素、症状特点、护理要点。

小结	一、常见精神活性物质的种类 包括酒精、阿片类、抗焦虑药、镇静催眠药、可卡因、大麻、致幻剂、烟草、挥发性溶剂等。 二、基本概念 1. 精神活性物质　是指能够影响人的心境、情绪、行为及意识状态，并能致依赖作用的一类化学物质。 2. 滥用　是指使用或不恰当地使用医学上不必要的药物，ICD-10 称为有害使用。 3. 依赖　是一种强烈的渴求，并反复使用，以取得快感或避免不快为特点的一种精神和躯体性病理状态。药物依赖可分为精神依赖和躯体依赖。 4. 戒断状态　是指停止使用药物或减少使用剂量所出现的特殊心理生理综合征。 三、酒精依赖患者的临床特点 1. 对饮酒的渴求无法控制。 2. 固定的饮酒模式。 3. 饮酒已成为一切活动的中心。 4. 耐受性逐渐增加。 5. 戒断综合征反复出现。 6. 反复出现戒酒后再饮。 四、阿片类物质过量与中毒表现 严重病例的特征性表现是昏迷、呼吸抑制、针尖样瞳孔三联征。 五、阿片类物质成瘾所致精神障碍的治疗要点 包括急性期的脱毒治疗、之后防止复发和社会心理康复治疗。 六、精神活性物质所致精神障碍患者的护理评估 1. 健康史　个人史、现病史、既往史、家族史。 2. 生理方面　生命体征，营养、饮食、睡眠、排泄的情况，躯体症状等方面。 3. 心理方面　认知方面、情感方面、意志行为方面。 4. 社会方面　人际交往能力，社会支持系统，对工作、学习及娱乐的影响，生活自理能力的程度。 七、精神活性物质所致精神障碍患者的护理措施 （一）生理方面

小结	1. 安全护理　提供舒适的环境，减少刺激，加强巡视，加强对患者物品的管理。 2. 为患者提供营养丰富、易消化食物，对躯体化症状的患者，应用暗示性的语言鼓励进食，或分散患者的注意力。 3. 对睡眠异常的护理包括创造良好的环境、安排合理的作息时间、睡前避免进行娱乐性的活动等。 （二）心理方面 1. 了解患者的思考模式，与患者建立真诚、友善和信赖的人际关系，保持非批判性态度，且给予心理支持。 2. 限制患者的操纵行为。 3. 鼓励患者表达内心的感受，并适当提供安全保证，以减低其焦虑。 4. 协助患者度过戒药过程中所出现的焦躁反应。 （三）社会方面 1. 通过支持性的团体治疗，同辈成员可以帮助患者认识社会压力的现实情况；护士也可以在团体中利用角色扮演的技巧，帮助阿片类物质依赖患者学习如何拒绝阿片类物质。 2. 利用团体的环境做健康指导也是一种有效的护理措施。 3. 建立社会支持系统，激发患者的戒酒愿望。

（于丽丽）

第八章　精神分裂症及其护理

学习目标

1. 说出精神分裂症的概念及病因。
2. 归纳并熟记精神分裂症的临床表现。
3. 熟记精神分裂症的分型。
4. 知道精神分裂症患者的治疗方法。
5. 熟记精神分裂症患者的护理评估、护理诊断及护理措施。

第一节　精神分裂症

案例

某男，50岁，工人。于2002年无明显诱因，经常出现失眠，性格明显改变，孤僻，被动，不愿见人，工作能力明显下降。逐渐出现发呆发愣，反复听见外边有人叫他的名字，说他是傻子，走路时认为有人跟踪、监视他，在家时不吃家人做的饭，认为有毒，觉得水里有汽油味，别人说话认为是谈论他，经常躺在地上睡觉，认为床上有电，有时说自己心里想什么事没说出来别人就全知道。看东西变样，认为自己的脸变长了，眼睛变小，情感淡漠，行为紊乱，到处乱走，毁物，在家护理不便，由家属强迫骗入病房。精神检查：患者表情平淡，接触被动，问话能答，思维散漫，问东答西，意识清晰，定向力良好，对时间、地点、周围人物能正确识别，谈话过程经常中断，需再三追问，有时所答非所问（思维中断），反复听见外边有人说他是傻子，叫他跳楼（幻听），患者怀疑同病室的患者谈论他，周围人的举动行为和自己有关（关系妄想）。家人做的饭不吃，怀疑饭里有毒（被害妄想），走路时认为有人跟踪监视（被跟踪感），有时说自己心里想什么事没说出来别人就会知道（被洞悉感）。患者坚信床上有电，有一种激光照他，让他全身难受（物理影响妄想），有时说肚子里有说话声（假性幻觉）。患者表情呆板，情感淡漠，对亲人不知关心，行为紊乱，有时摔东西，无目的外走，发脾气，否认有病，对住院反感。临床诊断：偏执型精神分裂症。

一、概述

精神分裂症（schizophrenia）是一组病因未明的精神障碍，具有感知觉、思维、情感、行为等方面的障碍，以精神活动与环境不协调为特征。多起病于青壮年，常缓慢起病，病程迁延，呈慢性化和衰退倾向，一般无意识障碍和明显的智能障碍，是最常见的精神障碍。

知识链接

精神分裂症

19世纪中叶以来，欧洲精神病学家曾将本病的不同症状分别看成独立的疾病。1957年，法国Morel建立将无外界原因而在青年发生的精神衰退的病例称为早发性痴呆。1871年德国的Hecker将发生于青春期而具有荒谬、愚蠢行为的病例，称之为青春型痴呆。1874年，德国的Kahlbanm将一种具有特殊精神障碍并伴有全身肌肉紧张的精神障碍称之为紧张症。1896年，德国医生克雷珀林收集了上千名患者的临床资料，对名称各异的症状群进行了分析，认为青春型痴呆、慢性系统性妄想症、紧张症和早发性痴呆是同一疾病的不同亚型。故合并上述类型命名为早发性痴呆，将其视为独立疾病单元。1911年瑞士医生布鲁勒E. Bleuler（1857—1937年）首次提出"精神分裂症"这一疾病术语，认为其本质是病态思维过程所导致的人格分裂，缺乏一致性是它基本的障碍，它在思维、感知觉、意志及人格的主观感受上表现出不一致性、不完整性，是一种分离破裂的障碍。他提出：思维联想障碍（associative thinking obstacles）、情感淡漠（apathy）、矛盾意向（ambivalence）和内向性（autism）是该病的基本症状。近年来，国际上有学者呼吁要改变"精神分裂症"的术语名称，如日本学者提出了"心绪失调"（mental dysfunction）的名称，但目前尚无被大家认同的术语名称。

精神分裂症在成年人群中的终生患病率约为1%，发病高峰集中在成年早期，男性为15～25岁，女性稍晚。有50%的患者曾试图自杀，10%的患者最终死于自杀，这是导致精神分裂症患者死亡率比常人高8倍的原因。据估算，我国目前有近700万人罹患精神分裂症，每年由此所造成的医疗费用支出、患者本人及家属的生产力损失是十分惊人的。该病的预后不良，大约2/3的精神分裂症患者长期有明显的精神病性症状，社会功能损害明显，功能残疾率高。全国残疾患者流行病学调查数据显示，精神分裂症所致精神残疾人群约占精神残疾人数的70%，是导致精神残疾的最主要疾病。

二、病因及发病机制

（一）遗传学

通过国内、外大量资料调查，遗传因素在本病的发生中起重要作用。与患者血缘关系越近，亲属中患此病的人数越多，患病的风险越大。目前的研究证明，精神分裂症属于复杂的多基因遗传性疾病。具体何种基因参与了精神分裂症的发生，至今尚无一致的结论。

（二）神经发育

精神分裂症的发生可能与神经发育异常有关。该假说认为：某些影响神经发育的危险因素，都可能导致神经发育过程中出现紊乱，导致心理整合功能异常。进入青春期或成年期后，在外界环境因素的不良刺激下，导致了精神分裂症症状的出现。

脑部的解剖和神经病理学、影像学研究也发现了精神分裂症患者脑发育异常的证据：部分患者有脑室的扩大，脑皮质萎缩，边缘系统和颞叶结构的缩小，半球不对称；部分患者有额叶功能低下等。

（三）神经生化

精神分裂症神经生化的研究目前主要有三个方面的假说。

1．多巴胺（dopamine，DA）假说　此假说在20世纪60年代提出，即认为精神分裂症是中枢DA功能亢进，或DA受体增加导致对DA的敏感性增加所致。该假说支持的证据主要包括：长期使用促多巴胺释放剂可卡因和苯丙胺，会使正常人产生幻觉和妄想。苯丙胺和可卡因的主要药理作用是可以升高大脑神经元突触间隙多巴胺的水平。而阻断多巴胺D_2受体的药物可以用来治疗精神分裂症的阳性症状。

2．5-羟色胺（5-HT）假说　该假说源于5-HT激动剂麦角酸二乙胺能导致幻觉。最近十几年来，非典型抗精神病药在临床上的广泛应用，再次使5-HT在精神分裂症病理生理机制中的作用受到重视。$5\text{-}HT_{2A}$受体可能与情感、行为控制及多巴胺调节释放有关。非典型抗精神病药氯氮平、利培酮、奥氮平等除了对中枢DA受体有阻断作用外，还对$5\text{-}HT_{2A}$受体有很强的阻断作用，既阻断D_2受体，又阻断$5\text{-}HT_{2A}$受体，故对精神分裂症阳性、阴性和认知症状均有效。

3．谷氨酸假说　最近出现的神经生化假说，重视谷氨酸神经递质在本病发生中的作用。主要认为中枢谷氨酸功能不足可能是精神分裂症的病因之一。大量证据表明，与正常人群相比，精神分裂症患者大脑某些区域谷氨酸受体亚型的结合力有显著变化，谷氨酸受体阻断药如苯环利定（Phencyclidine，PCP）可在受试者身上引起幻觉及妄想，但同时也会导致情感淡漠、退缩等阴性症状。而非典型抗精神病药的作用机制之一就是增进中枢谷氨酸功能。

（四）心理社会因素

有不少研究表明精神分裂症的发生与心理社会因素有关。目前的观点认为：心理社会因素可以诱发精神分裂症。国内调查显示，精神分裂症发病有精神因素者占40%～80%，当前没有证据表明精神因素就是病因，但某些急性应激事件确实使健康人发生了精神失常。临床发现，大多数精神分裂症患者病前性格多表现为内向、孤僻、敏感、多疑，很多患者可能追溯到病前6个月相应的生活事件。

三、临床表现及分型

（一）临床表现

精神分裂症的临床症状多种多样，不同个体、不同疾病类型、不同疾病阶段出现的临床表现有很大的差异。但这类患者均具有感知觉、思维、行为、情感的不协调和脱离现实环境的特点。

1．前驱期症状　前驱期症状就是患者最早出现的症状。表现为一些非特异性的常见的症状，可以概括为：

（1）情绪改变：易激惹，焦虑，抑郁，情绪波动等。

（2）认知改变：会出现一些稀奇古怪的想法，工作或学习能力及效率降低等。

（3）感知觉变化：对自我及外界的感知觉改变。

（4）躯体改变：食欲缺乏，身体消瘦，睡眠时间减少，活动量减少等。

（5）行为改变：对事物缺乏兴趣，孤僻、敏感多疑，或沉溺于一些脱离现实的幻想和无端恐惧感中，有些人常表现类似神经症症状。

2．发展期症状　精神“分裂”为特征性症状。患者的精神活动脱离现实，与周围环境不协调，以及与思维、情感、意志行为之间不协调，具有肯定的诊断意义。

（1）感知觉障碍：幻听、幻视、幻味、幻触及内感性不适在精神分裂症患者中均可出现。然而幻听在临床上最常见。幻听可以是言语性的，如听到有人骂自己等；也可以是非言语的，如听见警笛声等。如果在意识清晰状态下出现评论性幻听、命令性幻听、争论性幻听则常指向精神分裂症。也有患者在幻觉支配下做出不合常理的举动。

（2）思维障碍：是精神分裂症的核心症状。表现在思维形式、思维内容和思维过程方面的异常。

①思维形式障碍：患者通常表现为思维贫乏、思维散漫、思维破裂、象征性思维、病理性赘述、思维逻辑关系混乱等形式。

②思维内容障碍：主要表现为妄想，最多见的妄想是关系妄想与被害妄想，其他妄想还有夸大妄想、嫉妒妄想、钟情妄想、物理影响妄想、疑病妄想、非血统妄想和被洞悉感等。精神分裂症的妄想常具有荒谬、泛化以及原发性的特点。一个患者可同时表现一种或几种妄想，各种妄想出现的频率以及对疾病的诊断价值也不同。一般来讲，在意识清晰状态下出现原发性妄想、妄想心境、妄想知觉以及某些离奇古怪的妄想，常提示精神分裂症的诊断。

③被动体验：表现为感到自己的躯体运动、思维活动、情感活动等受到外界控制，有一种被强加的体验。如感到身体里被安装了窃听器等。

（3）情感性精神障碍：情感淡漠、情感反应与外界刺激不相符是精神分裂症最重要的特征。

患者对亲人、朋友、同事及熟悉人表现得漠不关心，对自身利益也是如此，并且对外界的一切刺激事情表现得无动于衷。临床上出现过患者看到同病室患者准备自缢，仍表现得与己无关，不劝阻也不呼救的例子。有些患者还可表现出对情感刺激的反应过度或不适当，表现在谈到自家亲人遇到不幸时笑容满面，好像在谈论别人，或因一些小事焦虑、极端暴怒等。

（4）意志行为障碍：患者的意志减退。表现为缺乏主动性，行为被动、退缩，不主动与人来往，缺乏动力，孤僻离群，生活懒散，喜欢卧床或呆坐，个人卫生差。

有些患者吃一些不能吃的东西，无故伤害自己的身体，如用烟头烫伤自己；有时也可出现紧张症的症候群，部分患者可出现怪异、愚蠢行为，如扮鬼脸、傻笑、脱衣脱裤等行为。

（5）定向力、记忆力、智能和自知力：精神分裂症患者对时间、地点、人物一般能正确认识，意识清晰，即定向力是完整的。一般记忆力和智能没有明显障碍，临床上有些患者记忆力不好是因为患者受症状干扰及分散了其注意力造成的，慢性衰退患者，有智能减退症状，是由于长期缺乏社会交往、接受新事物很少造成的。部分患者可有认识功能减退，神经心理测验结果有类似于脑器质性疾病的结果，只是程度较轻。

患者对自身的精神状态没有正确的评价，通常不承认自己有病，有的患者只对自身的躯体症状认为可能是病，如失眠、头疼等，常常自知力缺乏或丧失。因此也影响了患者的治疗依从性，常常是导致治疗延误的原因。另外，通过药物等干预，常常能使患者的自知力恢复，自知力恢复与否常常是患者病情痊愈程度的评价标准之一。

3．后期症状　大部分患者经过治疗，精神症状消失，也称为临床痊愈；少部分患者病情迁延恶化，以衰退为结局。

（二）分型

精神分裂症早期症状隐匿，不典型，常常不被人识别，当疾病发展到一定阶段，可根据患者临床症状群不同划分为不同类型。类型的划分还与起病形式、病情经过、治疗反应以及预后有一定的关系。常见分型如下：

1．偏执型精神分裂症（paranoid schizophrenia）　又称妄想型精神分裂症，是临床上常见的类型，约占精神分裂症患者半数以上。发病年龄较晚，多在中年发病，起病较缓慢。其临床表现以相对稳定的妄想为主，病初表现为敏感多疑，逐渐发展成妄想，以关系妄想、被害妄想、嫉妒妄想为主。同时还存在幻觉和感知觉障碍，患者易激惹，有睡眠障碍。在幻觉、妄想等支配下可出现冲动伤人、自伤、自杀或报复、恐惧、跟随等情况。有些患者可保持部分工作及学习能力，人格变化常不被人发现。此类型进展缓慢，如及早发现，及时治疗，预后较好。

2．单纯型精神分裂症（simple schizophrenia）　较少见，约占精神分裂症患者的2%。发病年龄早，多在青少年期发病，起病缓慢，病情逐渐加重，少有幻觉、妄想。表现为对学习、工作缺乏兴趣，进取心消失，情感淡漠，生活懒散，无欲望，无动机，孤僻不合群，早期不易被发现，常被误认为是性格内向、意志消沉、不求上进等，因而也不易被发现，往往多年后才就诊，治疗效果差，预后不好。

3．青春型精神分裂症（hebephrenic schizophrenia）　临床上较常见，多在青春期急性或亚急性起病，临床表现为行为怪异，幼稚愚蠢，喜怒无常，表情做作，情感不协调，思维内容离奇、荒谬，思维破裂，常有意向倒错（吃脏东西、二便、痰等），兴奋冲动和本能（食欲、性欲）亢进，幻觉，妄想片段零乱。该型患者易被及时发现，如能及时、系统地治疗，则预后较好。但本病易反复发作。

4．紧张型精神分裂症（catatonic schizophrenia）　多发病于青壮年，起病较急，临床表现以木僵状态多见，轻者可为运动缓慢、少语少动（亚木僵状态），重者可为不食、不语、不动、对环境毫无反应（木僵状态），并可出现违拗、蜡样屈曲。紧张性木僵可与短暂的紧张性兴奋交替出现，此时患者可出现突然冲动、伤人、毁物等。此型可自动缓解，治疗效果比其他类型好，并越来越少见。

5．未分化型精神分裂症（undifferentiated schizophrenia）　是指患者符合精神分裂症的诊断标准，有明显的精神症状，但又不符合偏执型、单纯型、青春型、紧张型的诊断标准的疾病。

6．分裂症后抑郁型　是指患者在病情好转而未痊愈时，出现抑郁状态，且抑郁情绪持续2周以上，抑郁一般达不到重性抑郁程度，但存在自杀的危险性。临床上应给予重视。

7．精神分裂症残留型　过去患者符合精神分裂症诊断标准，至少2年内一直未完全缓解，病情虽有好转，但仍残留个别阳性症状或阴性症状，称之为残留型精神分裂症。

考点：精神分裂症患者的临床表现及分型

四、治疗

精神分裂症的治疗以药物治疗为首选，同时进行心理治疗、工娱治疗、心理社会干预及健康教育等，以提高患者重返社会的能力。对药物治疗效果不明显者，或存在木僵、违拗、自杀、兴奋冲动的患者也可同时应用电休克治疗。

（一）药物治疗

抗精神病药在治疗精神分裂症中起着重要作用。用药原则应遵循早期、足量、足疗程、一般单一用药、个体化原则。治疗应从小剂量开始，逐渐增量，渐加到有效推荐剂量，加量的速度根据药物的特性及患者的体质而定，维持治疗时药量可酌情减少。临床中应密切观察药物的不良反应，及时给予对症处理。对首次发病或复发的患者，一般疗程为2～3个月。

常用的抗精神病药有两种，一种是传统的抗精神病药，代表药物有氯丙嗪、奋乃静、舒必利、氟哌啶醇等，传统抗精神病药对精神分裂症的阳性症状疗效肯定，价格便宜，但副作用大，药物副作用也是患者治疗依从性不好的原因，同时也是临床护理的重要内容。因此不仅要了解药物副作用，还要进行耐心、细致的心理沟通，提高患者对药物治疗的认识和接纳水平，同时还要监督患者服药。另一种是非典型抗精神病药，代表药物为氯氮平、利培酮、奥氮平、喹硫平等。此类药物副作用小、价格较贵，除氯氮平外，对精神分裂症的阳性和阴性症状均有疗效（详见第五章精神障碍患者治疗过程的护理）。

在应用抗精神病药治疗前、治疗过程中均应常规检查血常规，肝、脾、肾、心功能和血糖，发现问题及时分析处理。

考点：常用的抗精神病药

（二）电休克治疗

对于抗精神病药治疗无效，对药物治疗不能耐受者，或者发病时有拒食，违拗和木僵、亚木僵状态，极度兴奋躁动、冲动伤人或明显阴性症状者可考虑使用电抽搐治疗，也称电休克治疗。目前国内推广的是无抽搐电休克治疗。该方法是通电前给予麻醉剂和肌肉松弛剂，使得通电后患者不发生抽搐，更为安全，也易被患者和家属接受。同时该方法可尽快控制病情和缩短病程。详见第五章精神障碍患者治疗过程的护理。

（三）心理治疗

对精神障碍患者及其家属的调查显示，心理治疗在精神康复系统中很受重视，仅次于药物治疗。一个将患者视为完整的个体的精神科医生能很好地协调心理治疗与药物治疗、社会功能恢复和治疗环境的关系（也就是治疗一体化），并为可能的长期治疗提供持续的关怀。心理治疗能帮助患者改善认知，提高应对能力和学习能力，减少负性情绪的产生，增强社会认同感，更好地恢复社会功能。常用的方法有：一般支持疗法、认知行为疗法、精神分析疗法、团体治疗、家庭治疗等。一般性集体治疗可以几个人到十几个人不等，每月一次，每次时间为 30 ~ 60 min，随着治疗的好转，治疗间隔可以延长至 3 个月一次。

（四）心理社会干预

心理社会干预（psychosocial intervention）是治疗精神分裂症重要的康复手段。它是指应用心理学和社会学的方法、策略和技巧，减轻或消除患者在心理和社会方面的功能损害以及因病造成的残疾和功能障碍，促进患者重返社会。研究证实药物治疗结合心理社会干预可以降低复发率，促进功能恢复。

比较常用的方法如下：

1．家庭干预　主要采用家庭教育与解决问题训练相结合的方法，主要目的是降低家庭内部的应激与疾病复发危险性，减少患者再住院。有效的家庭干预至少需要 6 个月。

2．社会技能训练　主要应用学习的方法，纠正患者在日常生活、就业、休闲、交往等方面的问题，使其提高或重获社会技能。

3．职业康复训练　由于社会歧视和功能损害等原因，精神分裂症患者的竞争性就业率少于 20%。应通过开设庇护工厂和组织就业前培训项目帮助精神分裂症患者发展他们需要的职业技能。这些技能包括：学习一些与工作相关的正式或非正式制度以及完成特殊任务的技能，如休假与病假制度，如何认识自己的上级，为什么要按时上下班，插花技术、果园剪修技术等，其目标是增加患者竞争性就业的机会。

4．认知康复治疗　认知功能障碍是精神分裂症的核心症状，常见的是记忆力、注意、问题解决与执行功能的障碍。认知功能的改善可以带来生活质量的改善，也可以增加其他社会干预效果，产生更好的结局。目前可用于改善精神分裂症认知功能的措施包括新型抗精神病药和认知康复治疗技术。常用的认知康复治疗技术包括认知增强治疗、神经认知增强治疗、个体执行功能训练等。

5．积极性社区治疗　积极性社区治疗是由精神病学家、护士、社会工作者和职业治疗师等组成多学科的团队，提供治疗、康复和支持性活动。特点是：它能有效地降低住院次数与住院天数，增加家庭居住时间和与家人相处机会，改善了精神症状与生活质量。

6．多元化干预　多元化干预包括：个体支持性治疗、个案管理、药物治疗、家庭治疗等。多元化干预能有效地改善精神分裂症患者的症状，降低复发率，增强社会功能，促进回归社会。当前多元化干预已成为精神病学者们研究的重点。

第二节　精神分裂症患者的护理

精神分裂症患者症状复杂且多种多样，思想上非常脆弱，自知力不完整，否认有病，不能积极配合治疗，容易造成对自己或他人的伤害，严重影响了社会秩序和家庭生活。护士必须有高度的警惕性和责任感，严格遵守各项规章制度和岗位职责，针对患者的特点和存在的问题，积极采取有效的护理措施，防患于未然，避免意外事件的发生。所以做好护理工作十分重要。

一、护理评估

有计划地收集资料是护理评估的第一步，应从生理、心理、社会三个方面进行。对于精神分裂症患者，由于其自知力缺乏，很难从患者口中获得全面的病史资料，因此，患者的家属、朋友、同学、同事提供的资料均应在评估范围。通过获得的资料，将患者的情况做出大概的推断，为护理工作提供可靠依据。

1．健康史

（1）个人史：母孕期及分娩期有无异常，个人成长的情况，学习及智能的情况。

（2）现病史：本次发病的表现，有无诱因，诊断、治疗情况，对生活、学习、工作的影响。

（3）既往史：既往疾病史及发病时的情况、服药治疗情况。

（4）家族史：了解家族成员中是否有患精神障碍的患者。

2．生理方面

（1）生命体征（体温、脉搏、呼吸、血压）。

（2）营养、饮食、睡眠、排泄的情况。

（3）躯体症状的表现。

（4）个人卫生、外貌方面。

（5）性欲方面。

3．心理方面

（1）感知觉方面：有无幻觉、错觉、妄想，有无思想方面的异常，有无注意力、记忆力及智能方面的改变。

（2）思维方面：有无妄想，特别是关系妄想、被害妄想等。

（3）情感方面：是否存在情感淡漠、情感不协调、易激惹、焦虑、抑郁。

（4）意志行为方面：有无意志减退、缺乏或意志活动增强，有无怪异行为、冲动及自伤行为。

（5）自知力、定向力及智能方面：有无自知力缺乏，能否正确认识疾病，定向力是否完好，记忆力有无减退，有无注意力及智能方面的改变。

4．社会方面

（1）人际交往能力：患病前后人际交往能力是否改变，婚姻情况如何。

（2）社会支持系统：评估患者的家庭经济情况，家庭成员、同事及朋友对疾病的认识程度及支持程度，生活压力事件，其他社会资源情况等。

（3）对学习、工作的影响：学习、工作效率是否降低，兴趣爱好是否有变化。

（4）生活自理能力的程度：例如梳洗打扮情况、饮食及二便情况等。

二、护理诊断

（一）生理方面

1．营养失调（低于机体需要量） 与幻觉、妄想、兴奋、躁动、消耗量过大及摄入量不足有关。

2．睡眠型态紊乱 比如入睡困难、早醒等，与睡眠节律紊乱、环境、症状及情绪影响有关。

3．生活懒散 与意志行为障碍有关。

4．衣着怪异 与精神症状、意志行为减退有关。

（二）心理方面

1．有暴力行为的危险 与命令性幻听、被害妄想、精神运动性兴奋有关。

2．焦虑 与药物及焦虑源有关。

3．抑郁 与认知评价有关。

4．恐惧 与被害妄想及精神药物副作用有关。

5．不合作 与自知力缺乏、幻听、妄想、拒绝服用精神药物、违拗等有关。

6．自杀、他伤、冲动、逃跑等 与罪恶妄想、被害妄想、命令性幻听、嫉妒妄想、幻视、自知力缺乏等精神症状有关。

（三）社会方面

1．生活自理能力缺陷 与意志行为活动减少或缺乏及精神衰退导致生活懒散有关。

2．社交能力受损 与幻觉、妄想、沟通障碍、行为退缩、对他人的敌意有关。

3．工作、学习能力下降 与精神科症状、注意力不集中、记忆力下降等有关。

考点： 精神分裂症患者的护理诊断

三、护理目标

（一）生理方面

1．患者能正常进食，维持正常的营养状态。

2．患者睡眠得到改善，保持夜间睡眠时间 7 ～ 8 h。

3．患者住院期间不发生自伤、自残、外走、冲动等。

4．患者身体清洁无异味。

（二）心理方面

1．患者的精神症状得到控制，语言、行为与现实环境协调一致，日常生活不受影响。

2．患者学会调整自己情绪的方法，并能用恰当的方式发泄不良情绪。

（三）社会方面

1．生活自理方面与治疗前比逐步提高，且达到正常水平。

2．患者能够用正确的方式与他人沟通，并且表达自己的内心，学会应对压力及危机的技巧。

3．患者基本能完成工作和学业。

4．患者及家属对疾病相关的知识有很好的了解，并能理解患者的疾病状态。

四、护理措施

（一）生理方面

精神分裂症患者受精神症状的影响会出现拒食、睡眠不好及生理自理能力下降，因此临床工作中做好患者的基础生活护理是一项重要任务。

1．个人卫生方面　精神分裂症患者由于生活懒散，自理能力下降，应做好：

（1）督促及协助患者做好日常个人卫生，早晚洗漱，定时洗浴，每周为男性患者剃胡须及理发。

（2）根据天气情况及时提醒患者更换和添加衣物，防止患者中暑或受凉。

（3）对于卧床的患者要仔细观察，防止褥疮及感染的发生，督促患者尽量下床活动。

（4）观察患者的二便情况，因为精神药物可以引起肠蠕动减慢和尿潴留，如发生上述情况应及时给予处理。对于尿潴留的患者可以采取诱导排尿，如让患者听流水声或热敷，确实排尿困难的还可以实行导尿术。对于肠蠕动慢引起干便的，平时督促患者进食一些粗纤维的食物、水果和多活动，对于超过 3 天未排便的患者，可以遵医嘱给予缓泻剂。实在有困难的还可以采取不保留灌肠。对于有认知障碍的患者可以采取认知功能训练的方法，让患者养成有规律排便的习惯。

2．饮食方面　护士应充分了解患者不能正常进食的原因：

（1）存在被害妄想的患者拒食时，可以采取护士先吃或与其他患者共同进餐的方式。

（2）药物反应引起的锥体外系不良反应导致的吞咽困难影响进食的，可以遵医嘱给予流食或静脉补液。

（3）对于木僵患者，可以将食物放在患者床旁，因为有时在无人或夜深时可自行进食。

（4）有罪恶感的患者，有时认为自己有罪不配活着，所以不进食，护士应做好心理工作或将饭菜拌在一起，告诉患者是剩饭，让其认为自己只配吃剩菜剩饭。

（5）兴奋躁动及暴饮暴食的患者，宜单独进餐并限制进食量。

（6）尽量给患者提供营养丰富的、易消化的饮食。

（7）患者进餐时，护士要加强巡视，以便了解患者的进食情况。

（8）对于患有糖尿病的精神障碍患者，更要严密监督进食量，还要监督进食水果的量。

3．睡眠方面

（1）为患者提供安静、整洁、通风、温度适宜的环境，且病房内尽量安装墙壁暗灯以便护士查房。

（2）精神分裂症患者睡眠正常与否，与病情好坏或波动有密切关系，应经常向患者讲解有关睡眠的科普知识，帮助患者了解睡眠的生理功能和意义，教育和督促患者逐渐养成良好的睡眠习惯，白天尽量安排患者参加工娱治疗活动，减少患者白天睡眠时间，避免睡眠时间颠倒。

（3）新入院的患者尽量让家属陪护，减少陌生感。

（4）睡前尽量不让患者喝茶、饮料及水，减少如厕次数，尽量睡前不谈论兴奋及刺激的话题，可以建议患者睡前喝牛奶或蜂蜜以助睡眠。

（5）对于担心睡眠的，护士应做好心理工作。

（6）对于确实入睡困难的患者，要及时报告医生并遵医嘱给予辅助药物帮助入睡。

4．安全方面

（1）保证患者所接触到的环境中没有危险物品，提示工作人员收集危险物品时要及时、细致，特别是患者新入院、外出活动、请假返院及家属来医院探视时为重点检查对象，同时，要对患者及家属做好解释，说明收集危险物品的重要性，以取得他们的配合。

（2）护士要严格执行岗位责任制，精神科巡视时间要求 10 ～ 15 min 一次，严重自杀、自伤的患者要安置在重症监护室，有专人不离视线看护。

（3）对重点患者做到心中有数，密切观察，及时了解病情变化，报告医生，给予适当处置，防止发生意外。

（4）根据患者病情不同合理安排患者，使用约束带的患者安置在单独的病房，并有专人看护，定时更换体位，防止褥疮的发生及关节僵硬，定时检查约束部位，防止影响血液循环和被其他患者伤害。

（5）工作人员一定首先要认清患者，做到认人不认床。

（6）病房的设施如有破损要及时修缮，防止有外逃倾向的患者作为外逃的通道，无人居住的病房和办公室及处置室要及时上锁，以防发生意外。

5．给药护理　精神分裂症患者大部分自知力缺乏，不承认有病，所以拒绝服药或藏药。首先护士要耐心解释药物的作用及服药的重要性，争取其主动、自愿服药；其次对于不愿服药且有藏药现象的患者，服药后要检查舌下、颊部、水杯、手心及衣袖，服药后不能让患者立即离开，要观察一段时间，防止将药物呕出；再次，确实因为症状影响拒绝服药的，可以采取鼻饲方法或注射途径给药，在给药过程中护士要密切观察，及时发现药物的不良反应，报告医生给予纠正。

（二）心理方面

1．与患者建立良好的护患关系。因为精神分裂症患者意识清晰，智能尚好，大部分无自知力，不承认自己有病，不安心住院，对医护人员有抵触情绪，对精神专科医院恐惧、害怕。作为工作人员应态度和蔼、主动热情、细致耐心地对待患者，使其消除恐惧心理，尽快接纳、适应住院环境及生活。

2．正确运用沟通技巧，使患者愿意敞开心扉说出自己的想法。在此过程中护士要注意姿态要稳重，表情要自然，语言要有修养，要耐心，和蔼，不刺激，不训斥责备、讽刺患者，以免引起移情及激惹患者。

3．对有暴力行为的患者　要了解出现暴力行为的原因及先兆表现，如患者激动且增高的语调、谩骂、来回踱步、表情紧张、用力关门、摔东西等，护士要给患者提供一个安静、安全的环境，及时做好心理护理或安排一些患者感兴趣的活动分散其注意力，同时帮助患者建立社会中能接受的行为模式，指导患者了解自己出现的病态思维，学会控制情绪的变化。

教会患者如何表达自己的需要，以非暴力行为方式处理问题。如暴力行为避免不了，护士首先要呼救寻求帮助，集体行动，同时将围观的其他患者转移，如患者手中有武器的话要想办法解除，将患者安排在单独病房，必要时将其约束在病床上，遵医嘱用一些药物，在患者情绪平静时进行行为重建。

4．对不合作的患者　护士要态度和蔼，耐心，体贴患者，取得患者的信任，抓住时机将要向患者说明的有关事情交代清楚，以取得其信任。在进行健康宣教时应正确指出如何对待精神症状和现实情境，指出怎样配合治疗等。

5．有精神症状如以幻听、妄想为主要表现的患者　在症状的影响下患者会出现外逃、冲动、伤人、自杀、拒食等行为。

（1）正确运用沟通技巧与患者接触，关心体贴患者，站在患者的角度去尝试体验他们的感受，产生同理心。不与其争辩，抓住适当时机，对其病态体验做出合理解释。

（2）了解患者幻觉和妄想的内容，特别是对存在命令性幻听和被害妄想的患者，要及时采取安全防范措施，专人严加看护，防止意外发生。

（3）护士应避免在患者看不到却能听到的地方说笑，或在患者面前耳语等，以免患者猜疑，成为妄想对象。

（4）鼓励患者尽量参加各种工娱治疗活动，分散其注意力，减少幻觉、妄想发生的频率。

6．对于木僵的患者　接触时态度要和蔼，尽量不要在患者面前谈论病情及患者的隐私，做好基础护理，防止关节僵硬，使之处于功能位。另外，接触患者时也应注意自身安全，因为木僵患者可以病情突然缓解而出现冲动。

7．对于自杀患者　在精神障碍中，精神分裂症患者的自杀率一般为正常人群的20倍。有报道称自杀的精神分裂症患者中45%为恢复期患者，这给临床护理工作带来很大的安全隐患。为了减少意外的发生、预防自杀及自杀行为，护理上要有针对性地提出切实可行的护理措施：

（1）禁止住单人病房，要安置于重症病室，有专人看护。

（2）护士要做好心理护理，加强与患者的心理沟通，了解其病态的内心体验，掌握病情动态变化，同时了解患者出现自杀行为的规律，即一般在凌晨、清晨、午睡或工作忙乱时及患者情绪突然好转时容易发生。这些时间护士要提高警惕，加强责任心，密切观察，杜绝意外发生。

（3）注意观察患者的睡眠情况，对蒙头睡觉的患者，应劝其将头露在被外，便于观察，对于睡眠差的患者要注意其行为，防止意外发生。

（4）做好安全检查工作，严格检查患者携带的物品，防止患者留存各种锐器、玻璃制品、长绳类物品，检查危险物品要及时并且仔细。

（5）给患者服药时，要认真检查，防止将药物藏起，积多服药自杀。同时在给患者药物时，防止患者抢服药物，一定要确保服药到胃。

（6）做好家属工作，给予患者亲人般的关怀和希望。

8．对于意志减退和缺乏的患者　此类患者一般表现为生活懒散，对于周围事物不感兴趣，缺乏主动性，行为孤僻，对亲人漠不关心，喜欢呆坐或卧在床上，甚至连基本要求也丧失。对于这样的患者，护理上要加强基础护理，同时针对病情制订计划并给予适当的护理，使之能恢复自知力，重返社会。

（三）社会方面

1．教会患者及家属有关疾病知识以及复发的先兆，如患者出现睡眠不好、爱发脾气、焦虑、生活懒散、自理能力下降、工作及学习效率下降等，应及时到医院就诊。

2．指导患者制订康复目标，克服自己性格中的缺陷，完善自己的性格。

3．发挥家庭成员的作用，给予患者指导，利用鼓励和反复保证等多种手段，给患者以支持，以保持患者良好的人际关系及社会适应能力。

4．让患者及家属知道坚持服药的重要性，了解药物的不良反应及自行停药减药的危害，告诫患者一定在医生指导下服药，不能随意增减药量或停药，定期复查，出现药物不良反应时不用害怕，可及时与医生沟通，采取相应措施。

5．根据患者的病情和身体情况，适当安排一些力所能及的活动，为患者回归社会打下坚实的基础。一般从简单工作开始，循序渐进，尽量不要从事复杂且难度大的工作，也不要过早地进入工作及学习角色，让患者有逐渐适应的过程。

考点：精神分裂症患者的护理措施

五、护理评价

1．生理方面

（1）患者的营养状态是否得到改善。

（2）患者的睡眠状态是否好转。

（3）患者能否生活自理，个人日常卫生是否整洁。

（4）患者住院期间是否保持身体完好。

2．心理方面

（1）精神分裂症的精神症状是否缓解或消失。

（2）患者在住院期间有无意外事件和并发症发生。

（3）患者能否对疾病有正确的认识，能否识别复发、知道服药的重要性，能否自觉服药。

（4）患者是否配合治疗和护理，并参加工娱治疗活动。

3．社会方面

（1）患者的自知力及生活自理能力是否恢复和提高。

（2）患者的生活技能及社会交往技巧恢复情况是否正常。

（3）患者及家属对精神分裂症的发病原因、出现的症状，以及治疗、护理等方面是否清楚。

（4）患者能否与周围人进行有效沟通，建立良好的人际关系。

知识链接

如何判断精神分裂症复发？

精神分裂症患者在临床上复发的先兆概括如下：

1. 自行减药或停药。
2. 睡眠的改变，表现在睡眠时间减少、入睡困难、睡眠质量差等。
3. 生活懒散，个人卫生差。
4. 情绪上表现为变化无常、易激惹、敏感多疑、焦虑。
5. 工作和学习能力及效率降低。
6. 情感上表现为淡漠。

小结

一、精神分裂症的概念

精神分裂症是一组原因不明且有思维障碍并伴有认知、情感、意识、行为的障碍及不协调，但智能基本正常，具体病因不明，可能与遗传、神经发育、神经生化及心理社会因素有关的疾病。

二、精神分裂症的临床表现

1. 前驱期　患者出现情绪改变，敏感多疑，易激惹，睡眠时间减少，生活懒散，个人卫生差，工作、学习效率低。

2. 发展期　患者精神活动脱离现实且与周围环境不协调，具体表现为：

（1）感知觉障碍：幻听、幻视、幻味、幻触及内感性不适等，以幻听常见，其次是幻视。

（2）思维障碍：是精神分裂症的核心症状。表现为思维形式和思维内容障碍，情感障碍，意志行为障碍，自知力、定向力障碍。

3. 后期　大部分患者经过治疗症状消失，临床痊愈，少部分患者以病情迁延衰退为结局。

三、精神分裂症的分型

1. 偏执型精神分裂症　最常见，发病缓慢，以妄想、幻觉为主，如及早发现，及时治疗，预后较好。

2. 青春型精神分裂症　急性起病，思维内容离奇荒谬，思维破裂，情感不协调，行为怪异，若及时治疗，预后良好，易反复。

3. 单纯型精神分裂症　起病缓慢，少有幻觉、妄想，缺乏兴趣，情感淡漠，生活懒散，孤僻不合群，早期不易被发现，多年后才就诊，治疗效果差，预后不好。

4. 紧张型精神分裂症　起病较急，以木僵状态多见，轻者可为亚木僵状态。可自动缓解，治疗效果比其他类型好，并越来越少见。

5. 未分化型精神分裂症　是指患者符合精神分裂症的诊断标准，有明显的精神症状，但又不符合偏执型、青春型、紧张型、单纯型的诊断标准的一组疾病。

6. 分裂症后抑郁型　是指患者在病情好转而未痊愈时，出现抑郁状态，且抑郁情绪持续2周以上，并存在自杀的危险性。

7. 精神分裂症残留型　至少2年内一直未完全缓解。病情虽有好转，但仍残留个别阳性症状或阴性症状。

四、精神分裂症患者的治疗原则

1. 药物治疗　为首选；应遵循早期、足量、足疗程、一般单一用药、个体化原则。应从小剂量开始逐渐增量，一个疗程为2～3个月，代表药物如氯丙嗪、氯氮平、利培酮、喹硫平等。

2. 电休克治疗　对药物治疗无效且精神症状明显的，该方法控制病情快且明显。

3. 其他方法　心理治疗及精神康复适用于病情平稳或康复期患者。

小结	五、精神分裂症患者的护理评估 1. 健康史　包括个人史、现病史、既往史、家族史。 2. 生理方面　生命体征、营养方面、饮食、睡眠、排泄、个人卫生及躯体症状表现。 3. 心理方面　感知觉方面，思维方面，情感、意志行为方面，自知力、定向力及智能方面。 4. 社会方面　人际交往能力，社会支持系统，对工作、学习的影响，生活自理能力。 六、精神分裂症患者的护理诊断 1. 生理方面　营养失调，睡眠型态紊乱，生活懒散，衣着怪异。 2. 心理方面　暴力行为的危险，焦虑，抑郁，恐惧，不合作，自杀，冲动，外逃等。 3. 社会方面　生活自理能力缺陷，社交能力受损，工作、学习能力下降。 七、精神分裂症患者的护理措施 1. 生理方面　个人卫生方面，饮食方面，睡眠方面，安全方面。 2. 心理方面　正确运用沟通技巧，与患者建立良好的护患关系，使患者说出自己的想法。对有暴力行为的患者要了解出现暴力行为的原因及先兆表现，及时发现并给予适当处理。 对不合作的患者要想尽办法使其配合，护士要态度和蔼，耐心，体贴患者，取得患者的信任。 对于存在妄想、幻听的患者：①正确运用沟通技巧，站在患者的角度去尝试体验他们的感受，产生同理心，不与其争辩，做出合理解释。②特别是对存在命令性幻听和被害妄想的患者，要及时采取安全防范措施，专人严加看护，防止意外发生。③护士应避免在患者看不到却听得到的地方说笑，或在患者面前耳语等，以免起患者猜疑，成为妄想对象。④鼓励患者尽量参加各种工娱治疗活动，分散其注意力，减少幻觉、妄想发生的频率。 3. 社会方面　教会患者及家属有关疾病知识及复发的先兆，指导患者制订康复计划，发挥家属的作用，给患者以支持，让患者及家属知道服药的重要性，并且根据患者的具体病情和身体情况安排适当工作。

（赵玉梅）

第九章　心境障碍及其护理

学习目标

1. 解释心境障碍患者的发病因素。
2. 归纳心境障碍患者的临床表现。
3. 说出心境障碍患者的治疗措施。
4. 描述心境障碍患者的护理评估。
5. 熟记心境障碍患者的护理措施。

第一节　心境障碍

案例

案例一

某女，33 岁，大学文化，未婚。主诉：情绪低落，心情差，不爱见人，悲观，有想死的想法 4 个月。

患者 4 个月前因为与男友分手，心情差，整日喝酒，觉得自己一无是处，认为是自己不好男友才抛弃了她。上班不能集中注意力，下班后自己一个人在家哭泣，总控制不住想一些痛苦的事情，甚至想到了死。近 3 个月患者出现失眠，入睡困难，入睡后也总是做梦，睡眠质量差，早晨四点多就醒来，再也无法入睡，白天工作乏力，有时发愣，食欲缺乏，很少与同事说话聊天等。近 1 个月加重，患者觉得自己太痛苦还不如死了，并且自服 20 片催眠药自杀，后经过抢救后清醒。

患者素来性格内向，敏感多疑，脾气大。精神检查：患者意识清晰，定向力完整，接触被动，表情愁苦，称自己现在心情非常不好，已经持续了几个月，认为自己活着就是给家里人增加痛苦，还不如死了算了，有失眠、早醒、食欲缺乏、没有兴趣、自卑、自责等表现。有自知力。否认精神病性症状。情感反应协调。临床诊断：心境障碍抑郁发作。

案例二

某男，27 岁，由其朋友与室友送至急诊科就诊。朋友声称患者过去 3 ~ 4 周未睡过觉。他们发现患者整夜不眠地打扫公寓。患者买了新电脑与数字影碟播放机，其朋友声称其买不起这些东西。患者过去 2 周喝了“大量酒”，这不符合其性格。其朋友们声称未见患者吸食毒品，他们认为患者没有医学问题及服用处方药。他们不知道患者的家族史与精神病史。他们声称患者已经毕业，在工作。

精神检查：发现患者的易怒与兴高采烈情绪交替出现。患者戴鲜橙色帽子，穿红色便裤，袜子错配。患者在房间内踱来踱去，当检查人员让患者坐下时被其拒绝。他的言语快且声音大，很难被打断。患者声称其情绪“很好”，对于其朋友坚持送他到急诊室就诊很生气。他声称他们坚持送他过来可能因为“他们嫉妒我与女人的关系好”。其声称自己注定非同一般。患者思维漫无边际。否认有任何自杀与杀人意念、幻觉或妄想。临床诊断：心境障碍躁狂发作。

一、概述

心境障碍又称为情感性精神障碍，是以显著而持久的心境改变为主要临床特征的一类精神障碍。临床上主要表现为情感高涨或低落，伴有相应的认知和行为改变，可有精神病性症状，如幻觉、妄想。大多数患者有反复发作的倾向，每次发作多可缓解，部分可有残留症状或转为慢性。

临床表现形式有两种：躁狂和抑郁的循环交替发作，或躁狂和抑郁的混合存在状态。这种在病程中既有躁狂相又有抑郁相的状态称为双相情感障碍；病程中只有躁狂发作或只有抑郁发作，称为单相躁狂或单相抑郁。

心境障碍的种类繁多，症状多样，表现不一，其思维、情感、意志活动相协调。在反复发作的间歇期，精神活动可完全正常，本病预后较好，病程进展中始终不发生精神衰退。

知识链接

心境障碍

心境障碍之所以得名，是因为其主要特点之一是心境异常。目前这一术语常专指抑郁或躁狂的心境，但过去有些学者将焦虑状态也包括在内（Lewis，1956 年）。心境障碍过去也称为“情感性精神障碍”（affective disorders），这一术语目前仍被广泛应用。

二、病因及发病机制

心境障碍的病因及发病机制极其复杂，可能与遗传、生理、生化、内分泌及心理社会等因素有关，迄今仍未完全阐明。

（一）生物因素

1．遗传因素　研究资料表明，遗传因素在心境障碍发生中起着重要作用。研究技术的发展、分子遗传学及重组 DNA 技术在精神障碍中的应用，为显示心境障碍基因水平的缺陷提供了可能性。

2．脑结构及脑功能的改变　研究发现，心境障碍患者的脑结构和脑功能有改变，认为“功能性”精神病可能确有其“器质性”物质基础。研究中发现，抑郁症患者的脑室扩大比健康对照组明显，尤以双相 I 型患者、伴有严重精神病性症状（如幻觉、妄想）患者及老年患者较多见。但据 Swayze 等（1990 年）推测，脑室扩大是心境障碍的易感因素，而不是心境障碍的结果。还有研究发现，心境障碍涉及边缘系统、基底核和下丘脑的病理变化，边缘系统和基底核的神经病理障碍很有可能伴发抑郁症状。

3．生物胺假说　一些生化研究初步证实了中枢神经递质代谢异常及相应受体功能改变，可能与心境障碍的发生有关，但意见尚不一致。提出的假说有神经递质代谢紊乱、受体功能改变、第二信使系统功能失调等几种理论假说。目前以 5- 羟色胺假说较为肯定。

4．电生理研究　研究发现，30% 左右的心境障碍患者有脑电图异常。抑郁发作时，多倾向于低 a 频率，躁狂发作时则为高 a 频率或出现高幅慢波。借助于多导睡眠脑电图发现，抑郁患者的睡眠也像其他睡眠障碍患者一样，出现睡眠潜伏期延长、总睡眠时间减少、易觉醒、早醒、睡眠效率下降等。而其特征性改变是快速眼动（rapid eye movement，REM）睡眠潜伏期缩短，只有 40 ～ 50 min（正常成人为 70 ～ 90 min），因此认为具有特征性生物学标志。对躁狂患者的睡眠脑电图研究较少，但均有睡眠过程障碍，睡眠总时间减少，REM 测量值结果有争议。

（二）心理社会因素

心理社会因素在情感性疾病特别是抑郁症的发生、发展、治疗、预防中的重要性，越来越引起人们的重视。有研究结果显示，抑郁症发病前约 92% 的患者有促发生活事件，尤其是负性生活事件能促进抑郁症的发病。负性生活事件一般分为两类，一类为新近的生活事件，如亲人丧亡、近期人际关系不和、意外灾害、经济损失等；一类为较长期的困境，如持久的婚姻不和、居住条件恶劣、长期人际关系不和等。

三、临床表现及分型

心境障碍依据临床表现不同，常见的两种分型是抑郁发作和躁狂发作。

（一）抑郁发作

1．临床表现

（1）核心症状：抑郁发作的典型临床表现是“三低”症状，即情绪低落、思维迟缓、意志活动减退，但现在认为这是重性抑郁发作的典型症状。目前认为抑郁的核心症状包括情绪低落、兴趣缺乏和乐趣丧失，可伴有躯体症状、自杀观念和行为等。抑郁症状必须持续存在 2 周以上，才考虑为抑郁发作。

①情绪低落：主要表现为显著而持久的情绪低落，抑郁悲观。患者终日忧心忡忡、郁郁寡欢、愁眉苦脸、长吁短叹。程度较轻的患者感到闷闷不乐，无愉快感，凡事缺乏兴趣，平时非常爱好的活动也觉乏味，对任何事情都提不起劲，感到“心里有压抑感”、“高兴不起来”；程度重的可痛不欲生，悲观绝望，有度日如年、生不如死之感，患者常诉说“活着没意思”、“心里难受”等。部分患者伴有焦虑、激惹等症状，特别是更年期和老年期患者更明显。也有患者察觉到自己与他人不同，因而尽力掩饰伪装，甚至强颜欢笑，称为“微笑性抑郁”。典型的病例其抑郁心境具有晨重夜轻的节律特点，即情绪低落在早晨较为严重，而傍晚时可有所减轻。如出现上述症状则有助于诊断。

②兴趣缺乏：指患者对各种以前喜爱的活动缺乏兴趣，如文化娱乐活动、体育活动、业余爱好等。典型者对任何事物无论好坏都缺乏兴趣，离群索居，不愿见人。

③乐趣丧失：指患者无法从生活中体验到乐趣，或者称为快感缺失。部分患者也会参与一些看书、看电视等活动，但其目的主要是为了消磨时间或希望能从悲观失望中解脱，毫无快乐可言。

以上三个主要症状相互联系，可在一个患者身上同时出现，互为因果。但是也有不少患者只是以其中一种或两种突出。有的患者不认为自己情绪不好，但是对周围事物不感兴趣。

（2）心理症状：抑郁发作包含许多心理症状，可分为心理伴随症状（焦虑、自责自罪、精神病性症状、认知症状及自杀观念和行为、自知力症状等）和精神运动性症状（精神运动性迟滞与精神运动性激越等）。

①焦虑：焦虑常常伴发抑郁，是抑郁发作的主要症状之一。主观的焦虑症状可伴发一些躯体症状，如胸闷、心搏加快、尿频、出汗等，躯体症状可掩盖主观的焦虑体验而成为临床主诉。

②自责自罪：患者对自己以往的一些轻微过失或错误痛加责备，认为自己的所作所为让别人感到失望。认为自己患病给家庭、社会带来巨大的负担。严重时患者会对自己的过失无限制地“上纲上线”，达到妄想的程度。

③精神病性症状：主要是妄想或幻觉。其内容与抑郁状态和谐的称为与心境相和谐的妄想，如罪恶妄想、无价值妄想、躯体疾病或灾难妄想、嘲弄性或谴责性的幻听等；而内容与抑郁状态不和谐的称为与心境不和谐的妄想，如被害或自我援引妄想、没有情感色彩的幻听等。

④认知症状：抑郁发作伴发的认知症状主要有思维迟缓、意志活动减退、注意力和记忆力下降等。A. 思维迟缓：患者思维联想速度缓慢，反应迟钝，思路闭塞，思考问题困难。主要表现为主动言语减少，语速慢，语音低，应答及交流困难，工作和学习能力下降。B. 意志活动减退：患者感到全身乏力，做任何事情都很吃力。表现为活动减少，动作缓慢，不想做事，不愿与周围人接触交往，不参加外界活动，甚至个人卫生也懒于料理。病情严重时，表现为不语、不动、不食，可达木僵状态。C. 注意力和记忆力下降：此类症状属于可逆性，随治疗的起效而缓解。

⑤自杀观念和行为：抑郁发作患者半数左右会出现自杀观念。轻者常常会想到与死亡相关的内容，或感到活着没有意思、“没劲”；重者会有生不如死的感觉，希望毫无痛苦地死去，之后则会主动寻找自杀的方法。抑郁发作患者最终会有 10% ~ 15% 死于自杀。少数患者会出现所谓的“扩大性自杀”，患者可在杀死数人后再自杀，导致极其严重的后果。因此它绝非一种可治可不治的“良性”疾病，积极的治疗干预是十分必要的。

⑥自知力症状：相当一部分抑郁发作患者自知力完整，主动求治。存在明显自杀倾向者，自知力可能有所扭曲，甚至缺乏对自己当前状态的清醒认识，完全失去求治愿望；伴有精神病性症状者，自知力不完整，完全丧失自知力的比例增高。双相情感障碍抑郁发作患者自知力保持完整的程度不如单相抑郁发作患者。

⑦精神运动性迟滞或兴奋：多见于“内源性抑郁症”患者。精神运动性迟滞患者在心理上表现为思维启动的迟缓和思维的缓慢。患者常表述为“脑子好像是没有上润滑油”。同时会伴有注意力和记忆力的下降。在行动上表现为运动迟缓、工作效率下降。严重者可以达到木僵的程度。兴奋患者则与之相反，脑中反复思考一些没有目的的事情，思维内容无条理，大脑持续处于紧张状态。但是由于无法集中注意力来思考一个中心议题，因此思维效率下降，无法进行创造性思考。在行为上则表现为烦躁不安、紧张激越，有时候不能控制自己的动作，但是又不知道自己因何烦躁。

（3）躯体症状：抑郁发作患者常有各种躯体不适诉述，主要有睡眠障碍、食欲缺乏、性功能减退，以及非特异性躯体症状如疼痛、周身不适、自主神经功能紊乱等。

①睡眠障碍：是抑郁状态最常见的伴随症状之一，也是不少患者的主诉。表现为早段失

眠、中段失眠、末段失眠、睡眠感缺失等。其中以早段失眠（入睡困难）最为多见，而以末段失眠（早醒）最具有特征性。与这些典型表现不同的是，在不典型抑郁发作患者中可以出现贪睡的情况。

②食欲缺乏：主要表现为食欲缺乏和体重减轻。食欲缺乏的发生率为70%左右。轻者表现为食不甘味，但是进食量不一定出现明显减少，此时患者体重的改变在一段时间内可能不明显；严重者完全丧失进食的欲望，体重明显下降，甚至导致营养不良。不典型抑郁发作患者则可见食欲亢进和体重增加。

③性功能减退：表现为性欲的减退乃至完全丧失，对性生活无要求。有些患者勉强维持性行为，但是无法从中体验到乐趣。

④精力丧失：表现为无精打采、疲乏无力、懒惰、不愿意见人。有时与精神运动性迟滞相互伴随。精力不足或过度疲劳是抑郁发作的重要症状。

⑤晨重夜轻：又称昼重夕轻，即情绪低潮在晨间加重。患者清晨一睁眼，就在为新的一天担忧，不能自拔，在下午和晚间则有所减轻。此症状是“内源性抑郁发作”的典型表现形式之一。有些心因性抑郁患者的症状可能在下午或者晚间加重，与之恰恰相反。

⑥非特异性躯体症状：包括头痛或全身疼痛、周身不适、胃肠道功能紊乱、心慌气短乃至胸前区疼痛、尿频、尿意等，常被诊断为各种周围神经功能紊乱。

考点：抑郁发作患者的临床表现

2．分型

根据抑郁发作的症状、不同的观点和分类方法，抑郁发作可以有很多类型，下面介绍一些常见的类型。

（1）根据病情严重程度分为：①轻度抑郁症；②中度抑郁症；③重度抑郁症。

（2）根据病因和症状分为：①内源性抑郁症；②反应性抑郁症；③隐匿性抑郁症；④产后抑郁症；⑤老年抑郁症；⑥儿童期抑郁症。

（二）躁狂发作

1．临床表现　躁狂发作的典型临床表现是“三高”症状，即情感高涨或易激惹、思维奔逸和意志行为增强。同时部分患者伴有精神病性症状（幻觉、妄想等）。躁狂症状必须持续存在1周以上才考虑躁狂发作。

（1）情感高涨或易激惹：是躁狂发作的主要原发症状。常表现为患者主观体验轻松、愉快、热情、乐观、洋洋自得、兴高采烈、无忧无虑；患者的这种高涨的情感反应生动、鲜明，与内心体验和周围环境协调一致，具有一定的感染力；有的患者以易激惹的心境为主，因细小琐事而大发雷霆，尤其当有人指责他的狂妄自大或不切实际的想法时，表现为听不得一点儿反对意见，严重者可出现破坏或攻击行为，但持续时间较短，很快转怒为喜或赔礼道歉。

（2）思维奔逸：是指思维联想迅速、话题“随境转移”。常表现为患者言语增多，口若悬河，高谈阔论，滔滔不绝，感到自己说话的速度远远跟不上思维速度。有时可出现音韵联想，即音联或意联，可出现注意力不集中，常随境转移，如“敲木鱼，哚、哚、哚，多发财、财气冲天、才华出众……”在情感高涨的基础上可以表现得自负，言谈多是对自己的过高评价，出现自我感觉良好，言辞夸大，说话漫无边际，认为自己聪明异常、才华出众、能力无比、出身名门、权位显赫、腰缠万贯、神通广大等，并可达到妄想的程度。有时可在夸大基础上产生被害体验或妄想，但其内容一般并不荒谬，持续时间也较短暂。

(3) 意志行为增强：即协调性精神运动性兴奋。其内心体验与行为、行为反应、外在环境均较为统一。与精神运动性迟滞恰恰相反，患者活动增多，忙碌不停，喜交往，爱凑热闹。主动与人交往，与人一见如故，好开玩笑或搞恶作剧，好管闲事，好打抱不平。但做事虎头蛇尾，一事无成。尽管自己感觉什么都能干成，脑子灵光至极，但由于不能专心于某一事物之上，因而成事不足甚至败事有余。办事缺乏深思熟虑，有时到处惹事。兴趣广泛但无定性。乐于助人但往往有始无终。行为轻率，不顾后果，如有时狂购乱买，处事鲁莽，欠深思熟虑，行为具有冒险性。

(4) 伴随症状：躁狂发作患者由于活动增多，常伴有睡眠需要减少，终日奔波而不知疲倦。由于体力消耗过多，饮食可明显增加，有的患者饮食无节，暴食或贪食。有时因无法正常饮水、进食和睡眠而消瘦明显，甚至衰竭而死亡，尤其是老年或体弱患者。轻躁狂患者常浓妆艳抹，尤喜色彩鲜明的服饰，患者性欲亢进，偶可出现兴之所至的性行为，有时则可在不适当的场合与人过分亲热、拥抱、接吻而不顾别人的感受。躁狂发作患者可能保持一定自知力，但一般自知力不全。

考点：躁狂发作患者的临床表现

2．分型

(1) 轻躁狂（轻性躁狂症）：除了社会功能无损害或仅轻度损害外，发作符合躁狂发作标准。

(2) 无精神病性症状的躁狂症：除了在躁狂发作的症状标准中，增加“无幻觉、妄想或紧张症等精神病性症状”之外，其余均符合该标准。

(3) 有精神病性症状的躁狂症：除了在躁狂发作的症状标准中，增加“有幻觉、妄想或紧张症等精神病性症状”之外，其余均符合该标准。

(4) 复发性躁狂症。

四、治疗

（一）药物治疗（详见第五章精神障碍患者治疗过程的护理）

1．抗抑郁发作的药物治疗

(1) 三环类抗抑郁药（TCA）：此类药物包括阿米替林、丙米嗪、氯米帕明、去甲替林、多塞平（多虑平）等。

(2) 非典型抗抑郁药：有马普替林（路滴美）、米安色林。

(3) 单胺氧化酶抑制剂（MAOI）：此类药物为最早发现的抗抑郁药。分为两类：一类为肼类单胺氧化酶抑制剂，以苯乙肼为代表药物；另一类为新型的单胺氧化酶抑制剂，如吗氯贝胺等。

(4) 选择性 5-HT 再摄取抑制剂（SSRIs）：氟西汀（百忧解）、帕罗西汀（赛乐特）、舍曲林（郁乐复）、氟伏沙明（氟伏草胺）、西酞普兰（喜普妙）。

(5) 其他新型抗抑郁药：如文拉法辛、米氮平、曲唑酮（美舒郁）等。

2．抗躁狂发作的药物治疗

(1) 碳酸锂：是目前治疗躁狂发作的首选药，主要用于躁狂急性发作及预防双相情感障碍患者躁狂或抑郁的复发，总有效率为 80% 以上。

（2）卡马西平：是一种抗癫痫药，可控制急性躁狂、双相心境障碍及预防躁狂和抑郁发作。

（3）丙戊酸盐：有丙戊酸钠和丙戊酸镁。

（4）抗精神病药：常用的药物有氯丙嗪、氟哌啶醇、氯氮平等（可参考精神分裂症药物治疗部分）。

（二）电休克治疗

1．抗抑郁发作的电休克治疗

（1）适应证：严重抑郁症，有强烈自伤、自杀行为者，极度兴奋、躁动、冲动伤人者。

（2）时间及方法：6 ~ 12 次为 1 个疗程。第 1 周每日一次，第 2 周隔日一次，第 3 ~ 4 周每隔 3 日一次。如同时应用抗抑郁药治疗，药物剂量适当减少。

2．抗躁狂发作的电休克治疗

（1）适应证：急性重症躁狂发作或锂盐无效的患者。

（2）时间及方法：6 ~ 12 次为 1 个疗程。电休克治疗的作用机制可能与药物作用相同，即纠正中枢神经递质的代谢异常。在有严密监护措施的情况下可单独应用或合并药物治疗。若合并药物治疗，应减少给药剂量。

（三）心理治疗

1．抗抑郁发作的心理治疗

（1）支持性心理治疗：适应于有明显负性生活事件的抑郁症患者或重性抑郁患者。包括：倾听，给予权威性的建议、解释和忠告、保证等。

（2）认知疗法：是抑郁症的最常用心理治疗方法之一。适应于各型抑郁症患者。主要是通过改变患者错误的或歪曲的认知而达到治疗的目的，其强调的是认知对情绪和行为的影响。

（3）行为疗法：也是抑郁症的最常用心理治疗方法之一，尤其适合恢复期或慢性患者，强调对可观察到的行为进行改变而达到治疗目的。

（4）其他：精神分析性心理治疗、来访者中心疗法、家庭治疗、集体治疗、婚姻治疗等也可用于抑郁症患者的治疗。

2．抗躁狂发作的心理治疗　目前认为心境障碍的心理治疗不太适合躁狂发作的患者。

第二节　心境障碍患者的护理

一、抑郁发作患者的护理

（一）护理评估

1．健康史

（1）个人史：母孕期及分娩期有无异常、个人成长的情况、学习及智能的情况。

（2）现病史：本次发病的表现，有无诱因，诊断、治疗的情况，对生活、学习的影响。

（3）既往史：既往的发病情况，服药治疗的情况，有无其他疾病。

（4）家族史：家族成员中是否有抑郁症患者。

2．生理方面

（1）躯体症状的评估：有无疲乏无力、心悸、胸闷、胃肠不适、便秘、性功能下降或各种感染等；体重有无明显减轻或增加。

（2）治疗情况的评估：用药情况、药物不良反应等情况。

（3）实验室及其他辅助检查：血、尿、便常规，血液分析、心电图、脑电图检查结果。

3．心理方面

（1）对精神障碍认识的评估：有无自知力。

（2）认知活动：有无记忆减退，思维迟缓，注意力不集中，自责、自罪观念；有无产生疑病妄想、被害妄想和关系妄想；有无自卑、无价值感、无助、无望及无力感。

（3）情感活动：有无愁眉不展、悲观绝望、哭泣流泪、焦虑恐惧、自罪感；有无兴趣减退或丧失；抑郁情绪有无晨重夜轻的波动。

（4）意志行为活动：有无活动减少、被动、回避社交、不愿参加平素感兴趣的活动、愿独处；有无动作缓慢的表现；有无懒于生活料理、不顾个人卫生；有无睡眠障碍，如早醒或入睡困难；有无自杀的消极企图、自杀自伤的消极行为。

4．社会方面

（1）家庭环境：家庭婚姻状况、家庭成员关系、受教育程度、经济状况等。

（2）工作环境及社会支持系统：工作效率、与同事的关系、社交活动、社会资源的利用情况等。

考点：抑郁发作患者的护理评估

（二）护理诊断

1．生理方面

（1）睡眠型态紊乱：与充满悲观情绪或伴有不安和激动等因素有关，出现睡眠障碍，以入睡困难或早醒为特征，醒后难以再入睡，情绪消沉以清晨最重。

（2）营养失调（低于机体需要量）：与自责自罪观念、食欲缺乏、缄默不语、卧床不动、木僵状态所致摄入不足等因素有关。

（3）便秘：与日常活动量减少、胃肠蠕动减慢等有关。

2．心理方面

（1）有自伤、自杀的危险：与严重悲观情绪、自责自罪观念、无价值感有关。

（2）思维过程障碍：与认知障碍、思维联想受抑制等因素有关。

（3）焦虑：与自卑、自责、无价值感、罪恶感有关。

3．社会方面

（1）个人应对无效：与抑郁、无助感、精力不足、疑病等因素有关。

（2）社交障碍：与精力和兴趣丧失有关。

（3）生活自理能力缺陷：与精神运动性抑制、疲乏无力、本能欲望下降、无力照顾自己有关。

（三）护理目标

1．生理方面

（1）患者摄入均衡的营养，体重未下降，无便秘发生。

（2）患者在不服用药物时，每晚有 6 ～ 8 h 的睡眠时间，对睡眠有自我满足感。

2．心理方面

（1）各种症状明显减轻。

（2）学会通过合适的途径宣泄情绪，患者能够表达自我满足和寻求精神支持。

（3）面对应激学会正确的应对方式，使患者在住院期间不伤害自己。

3．社会方面

（1）患者生活自理能力逐步提高，不在他人帮助下可自行洗澡、洗涤、梳头、更衣等。

（2）患者能用言语表达对于自我、过去和未来的正向观点，出院前自我评价增强。

（3）患者愿意并适当地与他人交往。

（四）护理措施

1．生理方面

（1）安全护理

①环境：提供安静、安全、舒适的病室环境，床单位安排在护士易于观察的地方，夜间不让患者蒙头睡觉，便于观察病情动态。

②加强护理巡视制度：由于抑郁症患者一般无智能与意识障碍，故有些患者自杀的计划周密，致死的危险性较大，大部分有自杀企图的患者在言语、情感、行为表现中都会有所流露，因此护士在各个环节都要密切观察，从中发现问题，及时采取措施。对有消极意念的患者，要做到心中有数，重点巡视。尤其在夜间、凌晨、午睡、饭前和交接班及节假日等医护人员少的情况下，特别要注意防范。此外抑郁症患者睡眠不好，常易早醒，且清晨又是抑郁症状最严重的时刻，因此清晨是最易发生自杀的时机，更应作为重中之重巡视。

③加强危险物品管理和服药检查制度：经常检查患者身上及床单位有无存留危险物品，或患者书写的字条（遗书）等，对有严重自杀行为的患者应设专人护理，外出或去厕所时要有人陪伴。每次发药时应检查口腔，确认服下后方可离去，严防患者积藏大量药物一次吞服而自杀。家属探视时要交代病情及注意事项，取得家属配合，严防意外。

④识别患者隐瞒病情的表现：有些患者为摆脱医护人员的监护而伪装痊愈，对病情假批判，或主动参加集体活动，以达到自杀的目的。因此，当患者突然出现情感活跃、一反常态时，更要注意，辨明真假，不可被假象所蒙蔽而放松警惕，给患者造成可乘之机。

（2）日常生活护理

①睡眠护理：抑郁症患者的睡眠障碍主要表现为早醒，且醒后难以入睡，而早醒的同时常伴有情绪的低落，患者在此时易发生许多意外事件，如自杀、自伤等。因此，护士应为患者创造一个舒适、安静的睡眠环境。如睡眠时病室光线要暗，空气流通，温度适宜，保持周围环境安静，床铺要整洁，被褥、枕头柔软，污湿被褥及时更换。工作人员说话和动作要轻，教育、督促患者遵守作息时间，白天不要贪睡，晚餐不宜过饱及过分饮水，可喝杯热牛奶、洗热水澡等。睡前不宜与患者交谈不愉快之事及观看情节紧张的电视节目。护士应密切巡视，尤其在清晨，注意患者的睡眠情况，如确因病态原因不能入睡，可根据医嘱进行药物处理。

②饮食护理：加强饮食调理，保证营养供给，抑郁症患者常有食欲缺乏，首先应了解患者不愿进食或拒食的原因，根据不同情况制订相应的对策，以保证患者营养的摄入。如选择患者喜欢的食物，可陪伴患者用餐、少量多餐等；对拒绝进食者，耐心规劝，可也采取喂食、鼻饲、静脉输液等措施，以维持必要的水分及营养。

③便秘的预防及护理：便秘是抑郁症患者常出现的胃肠系统方面的问题。所以应鼓励患者多食用含粗纤维多的食物，如芹菜等；多饮水，特别是早晨空腹喝水；也可采取腹部按摩；

必要时给予缓泻剂，如番泻叶茶饮等。

④个人卫生护理：抑郁症患者常感到无力、不想做事，甚至连个人卫生都懒于料理。护士应提供必要的帮助，可帮助患者拟定一个简单的作息时间表，内容包括梳理、洗漱、沐浴等，每天让患者自行完成作息时间表所规定的内容，同时给予积极的鼓励和支持，使患者逐步建立起生活的信心。

（3）特殊护理：主要是针对抑郁症患者自杀、自伤的护理，是护理的中心环节。

①环境：将有自杀、自伤倾向的患者安置在重点房间，其活动范围不离开护士的视线。对有严重企图者，应严加防范，禁止其单独活动或外出，禁止在危险场所逗留。

②密切观察：严密观察病情，加强沟通，随时了解患者自杀意志的强度及可能采取的方法，及早发现自杀先兆。

③一旦发生自伤、自杀等意外，应立即隔离患者，实施抢救措施，并做好相应的心理护理。

2．心理方面

（1）建立良好的护患关系：抑郁症患者往往情绪低落，对任何事物都失去兴趣。因此，护士在与患者相处时，应用温和、可接受的良好态度对待患者，帮助其建立自信心。

（2）鼓励患者抒发自己的想法：在与患者的沟通中，应给患者足够的反应和思考时间，并耐心倾听；避免使用简单生硬的语言，更要避免使用训斥性的语言，以免加重患者的自卑感；也不要过分认同患者的悲观感受，避免强化患者的抑郁情绪。

（3）调整患者的情绪，阻断负性思考：交谈中，尽量选择患者感兴趣的或较关心的话题，鼓励和引导他们回忆以往愉快的经历和体验，用讨论的方式抒发和激励他们对美好生活的向往。当患者对自己或外界事物不自觉地持否定的看法时，护士应协助患者确认这些负性思考，然后设法阻断这种负性循环，帮助患者回顾自己的优点、长处、成绩来增加正向的看法，协助患者完成某些建设性的工作和参与社交活动，以增加患者对自身或外界的正向认识和评价。

（4）根据疾病的不同阶段辅以相应的心理护理：主动与患者谈心，诱导启发患者倾诉内心的痛苦，不断用说服、解释、劝慰方法改变患者的精神状态。

①对新入院患者应主动关心劝解，稳定患者情绪，当症状有所好转时，要对患者进行说服开导，帮助分析病情，使其认识病态表现。

②对恢复期的患者要帮助其分析发病诱因，树立战胜疾病的信心，巩固疗效，预防复发。

③对严重抑郁、言语少、反应慢的患者，应以耐心、缓慢以及非言语的方式表达对患者的关心与支持，利用治疗性沟通技巧，协助患者去表述自己的看法。

（5）教会患者正确的应对技巧

①利用个人或团体积极为患者营造人际接触的机会，以协助患者改善处理问题、人际互动的方式，增加社交的技巧，如参加工娱治疗活动。

②提供适当的教育：改善患者处处需要别人关照和协助的心理，并通过学习和行为矫正训练的方式，改变患者的病态应对方式，建立新的应对技巧，为患者今后重新融入社会、独立处理各种事件打下良好的基础。

3．社会方面

（1）鼓励患者安排自己的生活和工作，有规律、有计划，能自我管理。

（2）帮助患者认识和正确对待发病因素和疾病性质，认识自己的性格缺陷，教会患者正确应对生活中的压力和挫折，积极参加各种文体活动。

（3）介绍患者参加一些康复组织，从而得到一些咨询和帮助，协助患者逐渐适应社会生活。

（4）协助患者家属，让其了解抑郁发作的发病诱因、发病特点，教会家属有效地应对抑郁发作，防止患者出现自杀、自伤等。同时强化其家庭功能，给患者重要的家庭和社会支持。

考点： 抑郁发作患者的护理措施

（五）护理评价

1．生理方面

（1）患者是否维持营养、水分、排泄、休息和睡眠等方面的适当生理功能。

（2）患者睡眠是否改善，能否在 30 min 内入睡。在不服用药物的情况下能否睡 6 ～ 8 h。

2．心理方面

（1）患者是否学会控制和疏泄自己抑郁的心境。

（2）患者的情感症状是否逐步得到控制。

（3）抑郁发作期间，患者有无自伤、自杀等意外发生。

（4）患者能否正确地认识疾病的原因和性质，能否有效地进行自我控制。

（5）面对困难和压力能否应用恰当的心理防御机制和应对技巧。

3．社会方面

（1）患者的生活自理能力有无提高。

（2）患者能否与周围人进行有效的沟通，建立良好的人际关系。

（3）患者能否主动参加各种文体活动，利用各种社会支持资源。

（4）患者的家属能否清楚地认识本病的发病因素、症状特点、护理要点。

（5）患者的社会功能是否基本上恢复。

二、躁狂发作患者的护理

（一）护理评估

1．健康史

（1）个人史：母孕期及分娩期有无异常、个人成长的情况、学习及智能的情况。

（2）现病史：本次发病的表现，有无诱因，诊断、治疗的情况，对生活、学习的影响。

（3）既往史：既往的发病情况，服药治疗的情况，有无其他疾病。

（4）家族史：家族成员中是否有抑郁症的患者。

2．生理方面

（1）躯体症状评估：是否忽视躯体不适；交感神经兴奋状态，如面色红润、心搏加快、便秘等；食欲有否增强；性欲有否亢进。

（2）治疗情况的评估：用药情况、药物不良反应、有无碳酸锂中毒等情况。

（3）实验室及其他辅助检查：血、尿、便常规，血液分析、心电图、脑电图检查结果。

3．心理方面

（1）对精神障碍认识的评估：有无自知力。

（2）认知活动：有无自知力；有无联想加快、新的概念不断涌现，有无音联、意联，有无自感特别“聪明”；精神活动是否受周围环境影响而随境转移；有无主动的和被动的注意力增加；有无夸大观念、自我评价过高、自命不凡、盛气凌人、妄想等。

（3）情感活动：情绪是否不稳定、易激惹，或兴高采烈；有无感染力；有无好管闲事、好提意见。

（4）意志行为活动：是否活动明显增多、整日忙碌不停、毫无疲倦之感；是否行为轻率或追求享乐、爱穿奇装异服、好接近异性；自我护理能力是否受到影响；重度兴奋状态的程度、自我控制能力、自我表现，有无攻击行为。

4．社会方面

（1）家庭环境：家庭婚姻状况、家庭成员关系、受教育程度、经济状况等。

（2）工作环境及社会支持系统：工作效率、与同事的关系、社交活动、社会资源的利用情况等。

考点：躁狂发作患者的护理评估

（二）护理诊断

1．生理方面

（1）睡眠型态紊乱：与持久兴奋、对睡眠毫无需求、交感神经亢奋、活动的极度过多有关。

（2）营养失调（低于机体需要量）：与极度兴奋、活动过多、消耗量增加、无法或拒绝静坐进食所致摄入量不足有关。

（3）便秘：与生活起居无规律、饮水量不足有关。

2．心理方面

（1）有暴力行为的危险：与失去正常的社会控制能力、意识障碍所致谵妄和意识错乱、激惹状态等有关。

（2）思维障碍：与躁狂所致的思维形式障碍和思维内容障碍有关。

3．社会方面

（1）有发生意外（外走、冲动、伤人、自伤等）的可能：与自知力缺失、易激惹有关。

（2）个人应对不良：与自知力缺乏、情绪不稳、易激惹、爱管闲事、做事虎头蛇尾有关。

（3）生活自理能力下降：与极度兴奋有关。

（三）护理目标

1．生理方面

（1）患者生活起居规律，饮水充足，睡眠正常。

（2）患者过多的活动量减少，机体消耗与营养供给达到基本平衡。

2．心理方面

（1）患者症状得到基本控制。

（2）患者能控制自己的情绪，不伤害他人。

3．社会方面

（1）患者能接受治疗和护理，与医护人员能建立良好的医患和护患关系。

（2）患者生活自理能力明显改善。

（四）护理措施

1．生理方面

（1）安全与日常生活等的护理

①环境：A．提供一个较大、安全、安静的空间；B．室内物品要求简化，避免患者兴奋毁物；C．物品色彩淡雅、整洁，利于患者安定情绪；D．病房设施要安全，门窗有损坏要及时修理；E．出入应随手锁门；F．加强安全检查，防止危险物品被带入病室；G．对病区内危险物品要严加管理。

②饮食护理：急性躁狂患者因高度兴奋，体力消耗较大，要根据不同情况及时处理。可协助患者进食、进水，必要时采取鼻饲、输液以保证入量。

③个人卫生护理：躁狂患者可能过度忙碌于他认为的有意义活动，而忽略了最基本的生理上的需求。护士必须做好各项基础护理工作，协助料理好个人卫生，保持床褥干燥，定期洗澡，更换内衣、裤，保持身体清洁。

④活动护理：协助患者参与建设性活动，以释放过剩的精力。护士可根据患者的病情和医院场地设施等，给患者安排既需要体能又没有竞争的活动项目，如工娱治疗、打球、跑步、拔河比赛、打扫卫生等。也可鼓励患者把自己的生活“写”或“画”出来，这类静态活动既减少了活动量，又可发泄内心感受。对患者完成的每一项活动，护士都应给予恰当的鼓励和肯定，以增强患者的自尊，避免破坏性事件的发生。

⑤用药护理：A．准确严密的护理观察，可早期发现锂盐的副作用及中毒反应；B．如患者副作用严重，应及时报告医生，予以处理；C．出现不良反应时要及时补充水分和食盐，每日食盐摄入量不得少于 3 g，以保证水与电解质的平衡，并有利于锂的排除；D．护士要了解患者的血锂浓度监测结果，其正常值不应超过 1.2 mmol/L，如超过 1.4 mmol/L，即可发生中毒现象。

（2）特殊护理：主要是针对暴力行为的预防和护理。当患者出现说话大声、言语威胁、肌肉紧张、表情僵硬、来回走动、拍窗打门、摔东西、挑剔抗议、随意指责、拒绝治疗、纠缠要求出院、违反院规、躁动加剧等表现时，则是即将发生暴力行为的预兆。医护人员应做好预防和处理。

①严密观察：医护人员必须提高警惕，密切观察，耐心安抚，积极干预，引导患者发泄或转移意念，及时了解每个患者发生暴力行为的原因，评估这些原因是否仍然存在，或是否有新的诱因出现，设法消除或减少这些诱因。具体措施有：A. 护士的态度要和蔼，用正面的语言积极引导患者，避免激惹患者，才可以和躁狂状态患者有正常的交往和情感交流；B. 善于倾听，对过激言行不争辩、不指责，也不轻易迁就；C. 适当满足患者的一些合理要求；D. 注意将躁狂患者与其他兴奋患者隔离开，以免因躁狂患者爱管闲事而与其他患者发生口角或斗殴，或因其他患者的围观及挑逗，使躁狂患者更加兴奋；E. 加强对精神症状的控制：加强治疗，尽快控制精神症状，这是防止暴力行为的最重要、最根本的措施。

②寻求帮助：一旦患者的暴力行为出现，应尽快制止，工作人员第一步要呼叫其他人员前来协助。

③控制场面：立即转移被攻击对象，疏散围观患者，用简单、清楚、坚定的语言提醒患者暴力行为的后果。接近患者时要预留退路。

④解除伤人工具：以坚定而冷静的语气要求患者放下伤人工具，或趁其不备快速夺取伤人工具。动作要果断迅速，灵活机智，多人行动要协调一致，配合默契。

⑤隔离保护患者：立即将患者转移到隔离而安静的房间。必要时，用约束带约束其四肢，

暂时限制患者于床上。要坦诚而温和地告知约束的目的，同时制服其反抗，让患者既感受到关心，又感受到医护人员的威严。

⑥药物镇静：暴力行为发生后，可用镇静作用较强的药物如氟哌啶醇、氯硝西泮肌内注射，以稳定患者的情绪。但要特别注意，不能将药物作为惩罚患者的手段。

⑦冲动后的心理护理：危险过后，应安排机会让患者谈其感受，明确暴力行为的后果，并告诉患者应以适当方式来表达和宣泄情绪，如谈话、跑步、打球等，以改善患者的自控能力；告诉患者觉得无法自控暴力行为时，应积极寻求医护人员的帮助。

2．心理方面

（1）建立良好的护患关系：患者常常兴奋好动，语言增多。患者诉说的诸多感受往往并非是真正的内心感受和体验，而是用否认的意念来逃避真正的想法。因此，护士要具备强烈的责任感和同情心，启发和帮助患者以正确的态度对待疾病，并与患者建立良好的护患关系，才能有利于护患间的沟通和交流，让患者表达内心的真实想法，以利于患者情感的稳定、病情的缓解。

（2）注重沟通技巧：躁狂状态患者其思维、情感、意志活动是协调一致的，与周围环境有密切联系，与医护人员可以有正常的交往和情感交流，配合以适当心理护理可以收到较好效果。一般情况下患者可以按护士的要求去做。所以，在交往过程中，护士应注重言语、表情和姿势对患者的心理状态和行为的影响或改变，即注意非言语性激惹因素的影响，以免造成不良的后果。

（3）特殊情况下的心理护理：①满足患者要求时，对不合理的要求，要做耐心的解释和劝说，力求达到预期效果；②进行治疗护理时，先耐心地做解释工作，争取患者合作；③发生攻击行为时，护士应沉着冷静、少语，避免增强患者的兴奋性。

3．社会方面

（1）鼓励患者安排自己的生活和工作，有规律、有计划，能自我管理。

（2）帮助患者认识和正确对待发病因素和疾病性质，认识自己的性格缺陷，教会患者正确应对生活中的压力和挫折，积极参加各种文体活动。

（3）介绍患者参加一些康复组织，从而得到一些咨询和帮助，协助患者逐渐适应社会生活。

（4）协助患者家属，让其了解躁狂发作的发病诱因、发病特点，教会家属有效地应对躁狂发作，防止患者出现暴力行为。同时强化其家庭功能，给患者重要的家庭和社会支持。

考点：躁狂发作患者的护理措施

（五）护理评价

1．生理方面

（1）患者是否造成自身或他人躯体或物品的损害。

（2）患者是否维持营养、水分、排泄、休息和睡眠等方面的适当生理功能。

（3）患者的睡眠是否改善。

2．心理方面

（1）患者是否学会控制和疏泄自己高涨的心境。

（2）患者的情感症状是否逐步得到控制。

（3）躁狂发作期间，患者有无自伤、他伤、自杀等意外发生。

(4) 患者是否能认识和分析自己的病态行为，能否有效地进行自我控制。
(5) 患者面对困难和压力能否应用恰当的心理防御机制和应对技巧。

3．社会方面

(1) 患者的生活自理能力有无提高。
(2) 患者能否与周围人进行有效的沟通，建立良好的人际关系。
(3) 患者能否主动参加各种文体活动，利用各种社会支持资源。
(4) 患者的家属能否清楚认识本病的发病因素、症状特点、护理要点。
(5) 患者的社会功能是否基本上恢复。

小结

一、心境障碍的概念

心境障碍又称为情感性精神障碍，是以显著而持久的心境改变为主要临床特征的一类精神障碍。

二、心境障碍的病因与发病机制

1. 生物因素　包括遗传因素、脑结构和功能的改变、生物胺假说、电生理研究。

2. 心理社会因素。

三、心境障碍的临床表现及分型

常见的两种分型是抑郁发作和躁狂发作。

1. 抑郁发作的临床表现　①核心症状表现为“三低”，即情绪低落、思维迟缓、意志活动减退；②心理症状包括心理伴随症状即焦虑、自责自罪、精神病性症状、认知症状及自杀观念和行为、自知力等和精神运动性症状即精神运动性迟滞与精神运动性兴奋等；③躯体症状包括睡眠障碍、食欲缺乏、性功能减退，以及非特异性躯体症状如疼痛、周身不适、自主神经功能紊乱等。

2. 躁狂发作的临床表现　“三高”即情感高涨或易激惹、思维奔逸和意志行为增强。

四、心境障碍患者的治疗原则

1. 药物治疗　抗抑郁发作的药物治疗包括三环类抗抑郁药、非典型抗抑郁药、单胺氧化酶抑制剂、选择性5-HT再摄取抑制剂、其他新型抗抑郁药；抗躁狂发作的药物治疗包括碳酸锂、卡马西平、丙戊酸盐、抗精神病药。

2. 电休克治疗　抗抑郁发作的电休克治疗适用于严重抑郁症，有强烈自伤、自杀行为者，有极度兴奋、躁动、冲动伤人者。躁狂发作的电休克治疗适用于急性重症躁狂发作或锂盐无效的患者。

3. 心理治疗　抗抑郁发作的心理治疗包括支持性心理治疗、认知疗法、行为疗法、其他心理治疗。

五、心境障碍患者的护理评估

1. 健康史　个人史、现病史、既往史、家族史。

小结	
	2. 生理方面　躯体症状、治疗情况、体重。 3. 心理方面　认知方面、情感方面、意志行为方面。 4. 社会方面　工作环境及社会支持系统。 六、心境障碍患者的护理措施 1. 生理方面　安全护理、日常生活护理、特殊护理。 2. 心理方面　与患者建立良好的护患关系；鼓励患者抒发自己的想法；调整患者的情绪，阻断负向的思考；教会患者正确的应对技巧；根据疾病的不同阶段辅以相应的心理护理。 3. 社会方面　鼓励患者有计划地安排自己的生活和工作，能自我管理。帮助患者认识和正确对待发病因素和疾病性质，认识自己的性格缺陷，教会患者正确应对生活中的压力和挫折，积极参加各种文体活动。同时强化其家庭功能，给患者重要的家庭和社会支持。

（孙水英）

第十章　神经症及其护理

学习目标	1. 说出神经症的发病因素。 2. 归纳各类神经症的临床特点。 3. 知道神经症患者的护理评估。 4. 熟记各类神经症患者的护理措施。

第一节　神经症

案例

案例一

某女，38岁，高中文化，已婚，教师。头痛、头昏、失眠、心烦意乱、坐卧不宁多年，阵发性心悸、气促、惊恐，反复发作一年余。首次发病年月不清，患者素来性急气躁，易于激惹。常常心烦意乱，头痛头昏，很少有心情稳定的时候。等公共汽车时即使没有急事也难做到像别人那样悠闲自在地静待。热心工作，爱护学生，但却常为一点儿小事大发雷霆，事后自己后悔，学生和家长也有意见。患者经常担心有什么不幸将要来临，上课时担心家中被盗；学生放学回家，担心途中出车祸；学校评比担心自己落后。经常失眠、多梦，月经不规则，一遇事便想排尿。

1年前途经某菜场时突发心慌、心悸、呼吸困难，患者极度恐惧，好像“周围没有空气”，“天要塌下来了”，大声尖叫，死死抱住一根电线杆不放，浑身战栗，大汗淋漓，持续约半小时后软瘫下来。患者事后回忆起来也莫名其妙，不知为何如此惊慌和恐惧。此后发作频繁，每次发作十几分钟，程度较首次为轻，多为突然心慌、胸闷，出现濒死感，抓住亲人的手惊叫“不得了！不得了”。发作后疲乏无力，脸色苍白。临床诊断：焦虑症。

案例二

某女，38岁，高中文化，已婚。患者于4年前起病，起初表现为胡言乱语，到处游走，喜欢购物，后来走路时总往回走，动作重复；怕身上有脏东西，反复洗手、洗澡，有时洗澡要洗几个小时，必须家人强制将她拖出来才行；走路时怕别人碰到，怕身上沾到脏物；强迫自己想一个问题，如打针的时候，怕药液内有玻璃；出门后总是反复检查门锁等。当家人问她为什么要这么做时，她说：“自己也不想这样做，但是控制不了，不这样做就不舒服。”

躯体检查：神志清，精神可，发育正常，营养中等，自主体位，查体不合作。精神检查：意识清晰，表情呆板，注意力不集中，定向力、领悟力无异常。否认幻觉、错觉及感知综合障碍，思维逻辑差，疑心大，一般智能检查正常。临床诊断：强迫症。

案例三

某女，31岁，服装设计师。出席宴会时，她大半时间都是坐在洗手间的抽水马桶上，听着外面的欢声笑语，体验自己的内心挣扎。产生这种情况的原因是，她在一次聚会上说："爵士乐在美国新奥尔良被作为红灯区的背景音乐。"结果一个爵士乐的铁杆儿爱好者就把她批驳得体无完肤，毫无还口之力，最后他还说："女人懂什么爵士精神！"当时她恨不得找个地缝钻进去。后来她就找到了这个办法，就是躲在洗手间，只有这里不会给她带来伤害。临床诊断：恐怖症。

一、概述

神经症（neurosis），又称神经官能症，为一组精神障碍的总称。主要表现为精神活动能力下降、烦恼、紧张、焦虑、恐惧、强迫、疑病或各种躯体不适感。起病常与心理社会因素有关；患者病前大多具有一定的易感素质和人格基础；病程大多持续迁延。

二、病因及发病机制

（一）病因

神经症是常见病，患病率高，其发病通常与不良的心理社会因素有关，不健康的素质和人格特质常构成发病的基础。

世界卫生组织根据各国的调查资料推算：人口中5%～8%有神经症或人格障碍，是重性精神病的5倍。西方国家的患病率为10‰～20‰，我国为13‰～22‰。神经症也是门诊中最常见的疾病之一。

（二）发病机制

神经症的发病机制尚不清楚，一般认为，与个体神经系统功能减弱及不健全的个性特征有关，精神刺激常是诱因，与遗传因素、神经生化也有关系。

1．遗传因素　对神经症的遗传学研究主要通过家系、双生子等几个方面进行。

（1）已有的资料支持遗传因素在焦虑障碍的发生中起一定作用。有研究发现惊恐障碍的患者一级亲属中约有15%患有此类疾病，约为一般居民的10倍。Slater等发现单卵双生子的同病率为41%，远高于双卵双生子的同病率（4%）。

（2）强迫症患者的双亲有强迫症者比例为5%～7%，这较一般居民为高。双生子调查结果也支持强迫症与遗传有关。

（3）广场恐怖症具有家族遗传倾向，Crowe（1983）和Harris等（1983）的家系调查支持上述结论。而Torgensen（1983）与Carey（1982）的双生子研究结果同样提示广场恐怖症可能与遗传有关，且与惊恐障碍存在一定联系。

2．神经生化研究　某些研究发现，各类神经症患者出现相应症状时体内某些物质含量会有所改变。

（1）焦虑症的发病机制虽不完全清楚，但也有如下进展：①乳酸盐假说：惊恐发作是能够通过实验诱发的少数几种精神障碍之一。Pitts 等（1967）给焦虑症患者注射乳酸钠，结果诱发了多数患者的惊恐发作。②去甲肾上腺素（NA）假说：焦虑症患者有 NA 能活动的增强。焦虑状态时，脑脊液中的 NA 的代谢产物增加。③ 5- 羟色胺（5-HT）假说：许多主要影响中枢 5-HT 的药物对焦虑症状有效，表明 5-HT 参与了焦虑的发生，但确切机制尚不清楚。

（2）有不少证据支持强迫症患者有 5-HT 功能异常。研究发现 5-HT 重吸收抑制剂能显著提高强迫症患者的疗效，改变其预后。多数抗强迫症的药物均有抑制 5-HT 的重吸收作用，如氯米帕明（氯丙咪嗪）、帕罗西汀和氟西汀等，说明 5-HT 与强迫症发病有关。

（3）某些研究发现，社交恐怖症患者出现恐惧症状时血浆肾上腺素水平升高。

3．心理社会因素　心理社会因素是一种诱发因素，不健康的素质和人格特质常构成发病的基础。行为主义理论认为，焦虑是对某些环境刺激的恐惧而形成的一种条件发射；强迫症是一种对特定情境的习惯性反应，强迫行为和强迫动作被认为是减轻焦虑的手段，这种动作仅能暂时地减轻焦虑，从而导致重复行为的发生；19 世纪初，美国心理学家用条件反射理论来解释恐怖症的发生机制，认为恐怖症的扩展与持续是由于症状的反复出现使焦虑情绪条件化，而回避行为则阻碍了条件化的消退。

三、共同特点

1．发病常与心理社会因素有关。

2．病前多有一定的易感素质与人格基础。

3．其症状无任何可证实的器质性病变基础。

4．社会功能相对完好，行为一般保持在社会规范允许的范围内。

5．患者无精神病性症状。

6．患者对自己的疾病有相当的自知力，有主动求治要求。

考点：神经症的共同特点

四、临床表现及分型

（一）焦虑症的临床表现及分型

焦虑症（anxiety）又称焦虑性神经症（anxiety neurosis），是一种以情绪焦虑为主的神经症，包括急性与慢性两种临床相。常伴有头晕、心悸、胸闷、呼吸困难、口干、尿频、尿急、出汗、震颤和运动性不安等。焦虑并非实际的威胁所致，其紧张程度与现实处境很不相称，并常为此感到十分痛苦。

焦虑症的焦虑症状是原发的，凡继发于幻觉、妄想、强迫症、疑病症、抑郁症、恐怖症等的焦虑为焦虑综合征，而不是焦虑症。

1．急性焦虑症　急性焦虑症又称惊恐发作（panic disorder）。在日常活动时，患者突然出现强烈的恐惧感，可伴有濒死感或失控感，同时还可伴有明显的自主神经功能障碍。严重自主神经功能失调有三个方面的表现：

（1）心脏症状：胸痛、心动过速、心律失常。

（2）呼吸系统症状：呼吸困难，严重时有窒息感。

（3）神经系统症状：头痛、头晕、晕厥和感觉异常。也可有出汗、腹痛、全身发抖或全身软瘫等症状。惊恐发作通常起病急骤，终止也迅速，一般历时 5 ～ 20 min，很少超过 1 h，发作期间始终意识清晰，高度警觉。

2．慢性焦虑症　慢性焦虑症又称广泛性焦虑症（generalized anxiety disorder, GAD）或自由浮游性焦虑，是焦虑症最常见的表现形式。常缓慢起病，以经常或持续存在的焦虑为主要特征，具有以下三个方面的表现：

（1）精神焦虑：患者长期感到紧张和不安，做事时心烦意乱、没有耐心；与人交往时紧张急切、极不沉稳；遇到突发事件时惊慌失措、六神无主，易朝坏处着想；即便休息时，也可能坐卧不宁，担心出现飞来横祸。患者如此惶惶不可终日，并非由于客观存在的实际威胁，而是自己的主观多虑，但患者不能自控而颇感烦恼。

（2）自主神经功能失调的症状：表现为心悸、出汗、胸闷、呼吸急促、口干、便秘、腹泻、尿频、尿急、皮肤潮红或苍白等。

（3）运动性不安：主要包括坐立不安，搓手顿足，肢体发抖，肌肉紧张性疼痛及舌、唇、指肌震颤等。

广泛性焦虑症患者常同时合并其他症状，最常见的为抑郁、疲劳、强迫、恐惧症状，伴有人格解体症状的也不少见；这些症状不是主要的临床相，或继发于焦虑症状。

考点：焦虑症的临床表现及分型

（二）强迫症的临床表现及分型

强迫症又称强迫性神经症（obsessive-compulsive neurosis），是一种以强迫观念、强迫冲动或强迫行为等症状为主要表现的神经症。患者深知这些强迫症状不合理、不必要，但却无法控制，因而焦虑或痛苦。

多数为缓慢起病，无明显诱因。可以一种强迫症状为主，也可以几种症状兼而有之。其特点是有意识的自我强迫与反强迫同时存在，二者的尖锐冲突使患者焦虑和痛苦。患者体验到冲动或观念来自自我，意识到强迫症状是异常的，但无法摆脱。

根据临床表现可分为强迫观念、强迫行为和强迫意向。

1．强迫观念　即某种联想、观念、回忆或疑惑等顽固地反复出现，难以控制。

（1）强迫性联想：反复回忆一系列不幸事件可能会发生，虽明知不可能，却不能克制，常易激起情绪紧张和恐惧。

（2）强迫性回忆：表现为反复而持久地回忆曾经做过的无关紧要的事情，虽明知无任何意义，却不能克制自己反复回忆。

（3）强迫性怀疑：对自己的行为是否正确产生不必要的疑惑，要反复核实。如出门后疑惑门窗是否关好，反复检查，否则会感到焦虑不安。

（4）强迫性穷思竭虑：对自然现象或日常生活中的事件进行反复思考、刨根问底，明知毫无意义，却不能克制，如反复思考“房子为什么朝南而不朝北”；如某患者苦苦思索了 10 年“眉毛为什么长在眼睛的上面而不是眼睛的下面”，欲罢不能。

（5）强迫性对立思维：两种对立的词句或概念反复在脑中相继出现，因而感到苦恼和紧张。如想到“拥护”，立即出现“反对”；说到“好人”即想到“坏蛋”等。

2．强迫动作

（1）强迫洗涤：反复多次洗手或洗物件，心中总摆脱不了“感到脏”的想法，明知已洗干净，却无法自控，非洗不可。

（2）强迫检查：通常与强迫性怀疑同时出现。患者对明知已做好的事情不放心，反复检查，如反复核对已写好的账单、信件或文稿等。

（3）强迫计数：不可控制地数台阶、电线杆、门牌号、房屋的窗户等，做一定次数的某个动作，否则感到烦躁不安，痛苦不堪。

（4）强迫仪式动作：患者经常重复某些动作，久而久之程序化。如未完成这样的动作则必须重做，明知无意义，但不做就会焦虑不安。

3．强迫意向　指在某种场合下，患者出现一种明知与当时情况相违背的念头，却不能控制这种意向的出现，十分苦恼。患者不会真的去做，也知道这种想法是非理性的，但这种冲动无法停止，欲罢不能。

考点：强迫症的临床表现及分型

（三）恐怖症的临床表现及分型

恐怖症又称恐惧性神经症，是以恐惧症状为主要临床相的一种神经症。患者对某种客观事物或情境产生强烈和不必要的恐惧、紧张，伴有回避行为，且常伴有自主神经症状。恐惧的对象可能是单一的或多种的，如动物、广场、登高或社交活动等。患者明知其反应不合理，却难以控制并反复出现。

恐怖症通常急性起病，临床根据恐惧对象可归纳为三类：

1．广场恐怖症（agoraphobia）　又称场所恐惧症、旷野恐惧症等，是恐怖症中最常见的一种，约占 60%。多数起病于 25 岁左右，35 岁左右为另一个发病高峰年龄，女性多于男性。主要表现为对特定环境的恐惧，不仅害怕开放的空间，也害怕置身于人群或其他地方，如高处、广场、密闭的环境和拥挤的公共场所等，及难以逃回安全处所（多为家）。这些场所的关键特征之一是没有即刻能用的出口。恐惧发作时常伴有抑郁、强迫、人格解体等症状。若不进行有效治疗，病情可有波动，会转为慢性。

2．社交恐怖症（social phobia）　多在 17 ～ 30 岁期间发病，常无明显诱因，突然起病。主要表现在社交时恐惧，感到局促不安、尴尬、笨拙，怕成为人们耻笑的对象，通常伴有自我评价低和害怕被评价。可有脸红、手抖、恶心或尿急的主诉，症状可发展至惊恐发作。回避社交往往十分明显，在极端的情况下，可引起完全的社会隔离。

3．单纯恐怖症（simple phobia）　指患者对某一具体的物体（如动物）等有一种不合理的恐惧。对针、剪、刀、笔尖等物体发生恐惧则称锐器恐怖症；对猫、狗、鼠、蛇等动物发生恐惧则称为动物恐怖症。单纯恐怖症的症状恒定，多只限于某一特定对象，既不改变，也不泛化。但在部分患者却可能在消除了对一种对象的恐惧之后，又出现新的恐惧对象。单纯恐怖症常起始于童年，以女性多见。如果不加以治疗，可以持续数十年。导致功能残缺的程度取决于患者回避恐惧情境的难易程度。与广场恐怖症相反，对恐惧情境的害怕一般没有波动。放射性疾病、性传播疾病，以及新近出现的艾滋病也是疾病恐怖症的常见对象。

考点：恐怖症的临床表现及分型

知识链接

疑病症

疑病症又称疑病性神经症。主要指患者担心或相信患有一种或多种严重躯体疾病的持久的先占观念。患者诉躯体症状，反复就医，尽管有反复医学检查为阴性和医生解释没有相应疾病的证据，也不能打消患者的顾虑，常伴有焦虑或抑郁。

五、治疗

心理治疗与药物治疗的联用是治疗神经症的最佳方法。一般来说，药物治疗对于控制神经症的症状是有效的，但由于神经症的发生与心理社会应激因素、个性特征有密切关系，因此病程常迁延波动，可因生活事件的出现而反复发作。因此成功的心理治疗可能更重要，不但可以缓解症状，还有可能根治部分患者。

（一）心理治疗

1．认知疗法　认知疗法就是帮助患者矫正扭曲的认知，或改变各种不正确的看法，使患者改善或消除适应不良的情绪和行为，从而治疗患者，适用于焦虑症、恐怖症、强迫症等。

2．支持性心理治疗　通过指导、劝解、疏导、鼓励、安慰、保证，让患者知道自己不是孤立无援，树立起战胜疾病的勇气和信心，并进而从超负荷的心理压力中解脱出来，恢复心理的平衡，甚至最终治愈各种症状。

3．行为疗法　通过条件反射或学习以及适当的奖励和处罚来改进或改变人的行为，与此同时，人的态度和情感也会随着行为的改变而出现相应的改变。用于治疗神经症的行为疗法主要有系统脱敏疗法和冲击疗法（统称暴露疗法）。

4．生物反馈疗法　生物反馈疗法是在行为疗法的基础上发展起来的，通常需使用一些治疗仪器，比如肌电生物反馈仪、皮肤电反馈仪等。治疗时将患者体内生理活动的信息记录下来，并经过仪器放大变成人们可以看见或听见的信号，让患者根据这些信息信号，在一定范围内调节控制自己的生理活动。通过反复学习和训练，患者掌握了这一技术，就可以放松自己，减轻或消除紧张、焦虑等各种症状。

（二）药物治疗

治疗神经症的药物种类较多，如抗焦虑药、抗抑郁药以及促大脑代谢药等。药物治疗系对症治疗，可针对患者的症状选药。

1．抗焦虑药　既能稳定患者的情绪，又有助于心理治疗，以苯二氮䓬类最常用，亦可选用具有抗抑郁和抗焦虑双重作用的抗抑郁药。

2．抗抑郁药　以三环类抗抑郁药中的氯米帕明（氯丙咪嗪）为首选。据国内、外报道，总的倾向认为氯米帕明的效果优于其他药物，特别是对伴有抑郁症状者效果更佳。多塞平、丙米嗪（丙咪嗪）、阿米替林也有一定疗效。此外，单胺氧化酶抑制剂如吗氯贝胺等对社交恐怖症有一定效果。帕罗西汀、氟西汀、文拉法辛、度洛西汀被认为对恐怖症有较好疗效，且副作用较少。

3．β受体阻断药　常用普萘洛尔（心得安）。这类药物对于减轻焦虑症患者自主神经功能亢进所致的躯体症状如心悸、心动过速、震颤、多汗、气促等有较好疗效。

第二节　神经症患者的护理

神经症患者的症状复杂且多种多样，由于其特殊性，所以护理工作十分重要。护士利用会谈与观察的技巧，从生理、心理、社会文化等多层面去了解和评估患者。对其所面临的困难和呈现的问题，依护士能协助其解决与改善的部分加以分类，做出护理诊断，并排列处理的优先次序，运用护理程序的基本框架为患者做好整体护理。

一、护理评估

1．健康史

（1）个人史：个人成长的情况，学习及智能的情况。

（2）现病史：本次发病的表现，有无诱因，诊断、治疗的情况，对生活、工作、学习的影响。

（3）既往史：既往的发病情况，服药治疗的情况，有无其他疾病。

（4）家族史：家族成员中是否有精神异常的患者。

2．生理方面

（1）生命体征。

（2）营养、饮食、睡眠、排泄的情况。

（3）躯体症状的表现。

（4）个人卫生、衣着方面。

3．心理方面

（1）认知方面：有无感觉的异常、思维的改变、注意力及记忆力的变化，有无幻觉。

（2）情感方面：有无情绪不稳定、易激惹、焦虑、恐惧、抑郁等。

（3）意志行为方面：有无懒动、兴趣下降、兴奋躁动、吵闹，甚至冲动、伤人或自伤等行为。

（4）自知力方面：对自己疾病的认识能力，是否配合治疗护理。

4．社会方面

（1）人际交往能力：病前及病后的人际关系的情况，家庭婚姻状况。

（2）社会支持系统：家属对患者的态度和行为，同事、同学及朋友对其的态度，家庭经济状况，社会资源的利用情况。

（3）对工作、学习及娱乐的影响：工作、学习的效率如何，对娱乐活动的影响。

（4）生活自理能力的程度。

二、护理诊断

1．生理方面

（1）睡眠型态紊乱。

（2）营养失调：低于机体需要量。

（3）皮肤完整性受损。

（4）躯体不适。

2．心理方面

（1）焦虑。

（2）思维过程障碍。

（3）恐惧

(4) 有暴力行为的危险。
(5) 个人应对无效。
3．社会方面
(1) 自理能力受损。
(2) 社交互动受损。
(3) 知识缺乏。

三、护理目标

1．生理方面
(1) 能维持正常的营养状态。
(2) 睡眠型态紊乱得到改善。
(3) 保持个人卫生整洁。
(4) 未发生躯体的感染性疾病和并发症。
2．心理方面
(1) 各种症状减轻或消失。
(2) 学会通过合适的途径宣泄情绪。
(3) 面对应激学会正确的应对方式。
(4) 增强处理压力和冲突的能力。
3．社会方面
(1) 生活自理能力逐步提高。
(2) 建立有效的人际交往模式。
(3) 逐步进行正常的生活、工作和学习。
(4) 了解神经症的各种表现和正确运用应对方式。

四、护理措施

(一) 生理方面

1．日常生活护理　做好晨晚间护理；帮助患者做好日常个人卫生护理；保持床单清洁、干燥，预防褥疮；根据天气变化及时给患者增减衣物、被褥，防止受凉；预防患者继发感染。

2．饮食护理　根据病情，为患者提供易消化、营养丰富的饮食；规定进餐时间；为患者创造整洁、舒适的进餐环境，提供充足的进餐时间；在不影响治疗和病情许可的前提下，提供患者喜欢吃的食物，以促进食欲。

3．睡眠护理　评估患者睡眠障碍的原因，减少或祛除影响患者睡眠的诱发因素；为患者创造良好的睡眠环境；避免睡前兴奋，减轻焦虑，可做一些有利于入睡的活动，促使进入睡眠；做好睡前心理护理，减轻心理负担，有助于进入睡眠状态；必要时，遵医嘱给予药物辅助入睡。

4．二便护理　观察患者二便情况，保持二便通畅；对卧床患者，要定时提供便器，让患者逐渐适应床上排便。

(二) 心理方面

1．建立良好的护患关系，鼓励患者表达自己的情绪和不愉快的感受，协助其识别和接受负性情绪和行为。

2．分析焦虑、恐惧等恶劣心境的原因和危害，使患者认识到对自身病症的过度关心和忧虑无益于恢复健康。与患者共同探讨与疾病有关的应激源及应对方法，协助患者消除应激反应。

3．提供环境和机会，使患者学习新的应对技巧，帮助患者学会放松，反复强调患者的能力和优势，使其积极配合治疗。

（三）症状护理

1．焦虑的护理　给予安慰，多与其交流，倾听患者，鼓励患者倾诉、宣泄。耐心地说服、解释及宽慰。如焦虑情绪仍不消失可报告医生，给予抗焦虑药。鼓励患者参加力所能及的工娱治疗活动，如练习书法、绘画，听轻松愉快的音乐，以转移患者的注意力，减轻症状；或让患者参加一些体育锻炼，如打篮球、乒乓球、羽毛球，使患者改善焦虑情绪与睡眠。

2．恐惧的护理　对于新入院患者，护士应详细向其介绍住院环境，包括厕所、食堂、工娱治疗活动场所的位置，向其介绍同病室的病友，使其入院后不存在过多的陌生感，很快地熟悉病房环境。密切观察患者恐惧的对象、发作时间、持续时间，并做好记录，为诊断与治疗提供依据。患者出现恐惧时，护士应尽量给予安慰，可抓住患者的双手慢慢安慰或抚摸患者肩膀；出汗多、欲晕厥时，可报告医生给予地西泮或普萘洛尔口服。

3．回避及退缩的护理　恐怖症患者为了避免紧张不安，常回避引起恐惧情绪的对象与场合，久而久之使自己回避社会与社交，产生退缩行为。此时，护士应鼓励其循序渐进地接近所恐惧的对象，如出入各种社交场合、与陌生人交谈；必要时护士可陪同前往。

考点：神经症常见的症状护理

（四）特殊护理——惊恐发作

1．对惊恐发作的患者，要态度和蔼，耐心倾听和安抚，理解和同情患者。

2．患者在惊恐发作时，护士必须镇静、稳重，防止将医护人员的焦虑传给患者，应立即让患者脱离应激源，防止焦虑传染。

3．惊恐发作时，应将患者和家属分开或隔离，以免互相影响，加重病情。

4．遵医嘱给予相应治疗药物，控制惊恐发作，减轻病情，取得患者合作。

5．在间歇期教会患者放松技术，参加反馈治疗，适当应用药物，避免再次发作。

6．惊恐发作时可出现挑衅和敌意等焦虑反应，应适当限制、隔离，针对可能出现的问题，制订相应的护理措施。

考点：惊恐发作的特殊护理

五、护理评价

（一）生理方面

1．患者的营养状态、睡眠状态是否得到改善。

2．患者基本的生理需要是否得到满足。

3．患者能否保持个人卫生整洁。

4．患者有无躯体的感染性疾病和并发症。

（二）心理方面

1．神经症症状是否减轻或好转。

2．患者是否能使用恰当的心理防御机制及应对技巧以减轻不适感。

3．患者是否能正确认识疾病，采取合适的处理措施和行为。

（三）社会方面

1．患者的生活自理能力有无提高。

2．患者能否与周围人进行有效的沟通，建立良好的人际关系。

3．患者能否主动参加各种文体活动、利用各种社会支持资源。

4．患者的家属能否清楚地认识本病的发病因素、症状特点、护理要点。

小结	一、神经症的概念 神经症又称神经官能症，为一组精神障碍的总称。主要表现为精神活动能力下降、烦恼、紧张、焦虑、恐惧、强迫、疑病或各种躯体不适感。 二、神经症的共同特点 1. 发病常与心理社会因素有关。 2. 病前多有一定的易感素质与人格基础。 3. 症状无任何可证实的器质性病变基础。 4. 社会功能相对完好。 5. 患者无精神病性症状。 6. 患者对自己的疾病有相当的自知力，有主动求治要求。 三、神经症的临床表现及分型 神经症包括焦虑症、强迫症、恐怖症等类型。 1. 焦虑症是一种以情绪焦虑为主的神经症，包括急性与慢性两种临床相。 （1）急性焦虑症又称惊恐发作。惊恐发作通常起病急骤，患者突然出现强烈的恐惧感，可伴有濒死感或失控感，同时还可伴有明显的自主神经功能障碍。 （2）慢性焦虑症又称广泛性焦虑症或自由浮游性焦虑，是焦虑症最常见的表现形式。患者长期感到紧张和不安，做事时心烦意乱，遇到突发事件时惊慌失措、六神无主。 2. 强迫症包括强迫观念、强迫行为和强迫意向。强迫观念包括强迫性联想、强迫性回忆、强迫性怀疑、强迫性穷思竭虑、强迫性对立思维。强迫行为包括强迫洗涤、强迫检查、强迫计数、强迫仪式动作。 3. 恐怖症是以恐惧症状为主要临床相的一种神经症，包括广场恐怖症、社交恐怖症、单纯恐怖症。 四、神经症的治疗原则 包括心理治疗、药物治疗、其他治疗。 五、神经症患者的护理评估 1. 健康史　个人史、现病史、既往史、家族史。

小结

2. 生理方面　生命体征、营养、饮食、睡眠、排泄等情况。

3. 心理方面　认知方面、情感方面、意志行为等方面。

4. 社会方面　人际交往能力，社会支持系统，生活自理能力的程度，对工作、学习及娱乐的影响。

六、神经症患者的护理措施

（一）生理方面

1. 日常生活护理　做好晨晚间护理；保持床单清洁、干燥；预防患者继发感染。

2. 饮食护理　根据病情，为患者提供易消化饮食；为患者创造整洁、舒适的进餐环境。

3. 睡眠护理　评估患者睡眠障碍的原因，减少或祛除影响睡眠的诱因；为患者创造良好的睡眠环境；必要时，遵医嘱给予药物辅助入睡。

4. 排泄护理　观察患者的二便情况，保持二便通畅。

（二）心理方面

1. 建立良好的护患关系。

2. 分析焦虑、恐惧等恶劣心境的原因和危害，使患者认识到对自身病症的过度关心和忧虑无益于恢复健康。

3. 提供环境和机会学习新的应对技巧，帮助患者学会放松，使其积极配合治疗。

（三）焦虑的护理

1. 给予安慰，多与其交流，倾听患者，鼓励患者倾诉、宣泄。耐心地说服、解释及宽慰。

2. 焦虑情绪仍不消失可报告医生给予抗焦虑药。

3. 鼓励患者参加力所能及的工娱治疗活动，以转移患者的注意力，减轻症状。

（于丽丽）

第十一章　癔症及其护理

学习目标	
学习目标	1. 说出癔症患者的发病因素。 2. 熟记癔症患者的人格特点。 3. 归纳癔症的临床特点。 4. 描述癔症患者的护理评估。 5. 熟记癔症患者的护理措施。

第一节　癔　症

案例

某女，29岁，已婚，工人。主诉：阵发性暴怒，捶胸撕衣，咬人毁物，号哭呻吟，狂奔乱跑，每次症状持续数小时后缓解，已经反复发作3年。

3年前她生孩子时竟无好友探视，万分委屈。产褥期工作关系被解除，闻讯后双眼凝视，片刻后开始抽泣，然后骤停，掀开被子，扔下婴儿，从床上一跃而起，狂呼乱叫，冲出门外。家人劝阻时，患者一反弱不禁风的常态，怒发冲冠、拳脚并用、碰撞撕咬，被家人关进房间后，捶胸撕衣，哭天喊地，以头撞墙，后伏床痛哭，昏昏入睡。其后多次发生此类症状，均因鸡毛蒜皮的小事而引发。尤其在众人围观时，患者怒不可遏，顿足叉腰，唾沫四溅。

患者素来性格急躁，易情绪化，好说好动，爱唱爱跳，易受暗示。精神检查时患者眉飞色舞，绘声绘色，未发现明显精神障碍。临床诊断：癔症。

知识链接

歇斯底里症

早期的医学界认为，"歇斯底里症"是因为子宫异常引起的肢体异常收缩，被认为是妇女疾病，往往用切除子宫这种野蛮的方法来医治。之后，弗洛伊德证明了歇斯底里症的真实性及合理性，他指出了歇斯底里症也常发生在男性身上，并以催眠、暗示等方法引发歇斯底里性的麻痹和收缩。实际上，"歇斯底里症"这个名称本身就是医学史上耻辱的痕迹。"歇斯底里症"（hysteria）一词的词根"hesteron"就是子宫的意思，用这个名词来命名精神系统疾病，表明早期医学的无能。弗洛伊德从巴黎留学归来后不久，向医学会报告自己在巴黎的学习成果，但当时医学界权威竟然宣称弗洛伊德的报告是"无法令人置信的"。弗洛伊德后来与布洛伊尔合著《歇斯底里症研究》，开启了精神分析学的大门。

一、概述

癔症又称歇斯底里症，是由于明显的精神因素，如生活事件、持久的内心冲突、不良暗示或自我暗示引起的一组病症。临床表现包括精神障碍、运动障碍和意识障碍等多种症状，但检查时未发现相应的器质性改变。可反复发作，但预后较好。

二、病因及发病机制

（一）心理因素

明显的精神刺激和暗示是癔症发病的主要原因，如恋爱、婚姻、家庭、工作或人际关系等，使患者感到气愤、羞愧、委屈、伤心难过等，这些精神刺激均可直接致病。部分患者在多次发病后可无明显诱发因素，而可能通过自我暗示、触景生情发病。

（二）人格因素

一般认为具有癔症人格特征的人，在精神因素的影响下，较易发生癔症。通常认为癔症人格有以下特征，表现为“四高”。

1．高度自我显示性　以自我为中心，处处夸耀和显示自己、吹嘘自己，若在病中则夸大症状，祈求通过得到同情而获益。

2．高度情感性　喜怒哀乐等情绪容易转变和波动，可以突然爆发，也可迅速消失；感情用事，容易从一个极端转向另一个极端。对自己喜爱的人和事，可赞美得十全十美，一旦触怒自己，就可以贬低得一文不值。

3．高度丰富的幻想性　富于幻想，常以幻想代替现实，当情感反应强烈时，想象和现实混淆在一起，连自己也弄不清到底是想象还是现实。

4．高度暗示性　患者的情感和行为极易受别人的言语和行为的影响，且不加批判地盲目接受；他们的自我暗示性也很强，易对自身感觉和某种观念无条件接受。

考点：癔症患者的人格特征

（三）生物因素

生物因素包括遗传因素和器质性因素。癔症的遗传学研究结果颇不一致，有的研究认为癔症存在遗传因素的影响，而有的研究结果又认为遗传因素的影响甚小。

（四）社会因素

近年来，癔症的发病率有下降的趋势，其原因不明。文化水平低、迷信观念重、青春期或更年期的女性患病率较高。发病年龄在 16 ～ 35 岁，少数超过 40 岁。

三、临床表现及分型

多数急性起病，病情发展迅速，临床表现复杂多样，归纳为以下三类：

（一）癔症性精神障碍

癔症性精神障碍又称分离性障碍，是癔症较常见的类型，是指不同精神活动之间的分离。这些症状的出现，常给人以疾病的发作有利于患者摆脱困境、发泄情绪、获取别人同情和支持的感觉。主要包括以下表现：

1．意识障碍　常为意识活动的狭窄、意识混浊状态，或“昏睡”。严重者表现为癔症性木僵：呼之不应，推之不动，四肢发硬，僵卧于床，双眼紧闭，眼睑颤动，动其肢体有对抗感，强行张开其眼，见眼球巡视偏向某侧，有意回避检查。

2．情感爆发　常在精神刺激后急性表现。以尽情发泄为特点，如号啕大哭，或时而大笑，或笑而不止，大吵大闹，或声嘶力竭吐露愤懑，甚者扯头发、撕衣服、捶胸顿足。发作的时间长短可因周围人的劝慰而发生变化。可自行缓解，多伴有选择性遗忘。

3．癔症性遗忘　常表现为发作后的局限性遗忘或阶段性遗忘，被遗忘的内容往往与精神创伤有关，常不能回忆某一段时间的生活经历。对既往的全部的生活经历都不能回忆，称为广泛性遗忘。

4．癔症性漫游　患者突然从家中或工作场所外出漫游，此时意识范围缩小，但日常基本的生活能力和简单的社交接触仍能够保持，历时几十分钟到数日，清醒后对其过程不能回忆。有的患者在神游中表现出双重人格。

5．癔症性痴呆　又称假性痴呆，是患者在精神创伤后突然出现的严重的智能障碍，对简单的问题及自身状况不能正确判断，或给予近似的回答，给人以呆滞的印象。有时言语、表情、动作显得幼稚，似儿童样，称为童样痴呆。通常无脑器质性疾病或其他精神病存在。

6．癔症性身份识别障碍　又称双重人格或多重人格，患者突然失去对自己的身份体验，以另一种身份进行日常的社会活动，两种身份完全独立、交替出现、互无联系。初发病时与精神创伤密切相关，起病突然，以后可由患者的联想或生活事件触发。

7．癔症性精神病　为癔症性精神障碍最严重的表现形式。常在明显的心理创伤后急性起病，主要表现为意识障碍、行为紊乱、思维联想障碍或片段的幻觉及妄想，以及人格解体症状。一般历时数日即止，尤其当得到迅速镇静和睡眠后，即可迅速恢复正常。恢复后无遗留症状，但可再发。

（二）癔症性躯体障碍

癔症性躯体障碍又称转换性障碍，包括感觉障碍、运动障碍。患者躯体检查、神经系统检查、实验室检查均无特异性的阳性结果，也无器质性损害作为病理基础，而被认为是患者的不能解决的内心冲突和愿望的具有象征意义的转换。

1．癔症性感觉障碍　包括感觉缺失、感觉过敏、感觉异常等。

（1）感觉缺失：各种浅感觉减退和消失，有多种表现形式，如全身型、半侧型、截瘫型、手套或袜套型等。以半侧型多见，麻木区与正常侧界限明确，或沿中线分布或不规则分布，无神经解剖的病理基础。

（2）感觉过敏：表现为皮肤局部对触觉过敏，如皮肤痛觉过敏、身体某局部剧烈且持续性疼痛。若发生在腹部则易误为急腹症。

（3）感觉异常：如感觉咽部有异物感或梗阻感，咽部检查无异常发现，称为癔症球。

（4）癔症性失明：双目突然失明或弱视，对光反应良好。有的表现为“管视”。

（5）癔症性耳聋：多在强烈的精神因素影响下，突然失去听力，无器质性损害。

2．癔症性运动障碍　常见为痉挛发作、局部抽动、肢体瘫痪等。

（1）癔症性抽搐：突然倒地，全身僵直，呈角弓反张，四肢不规则抖动，表情痛苦，可达 10 ～ 20 min 或 1 h，可一日多次发作。发作时无咬伤唇舌，无跌伤，无二便失禁。

（2）癔症性瘫痪：以单瘫、偏瘫常见。瘫痪程度可轻可重，呈迟缓性。有的患者卧床并无明显瘫痪，但不能站立和行走，称为癔症性立行不能症。

（3）癔症性失音：患者保持不语，常用手势或书写表达自己的思想。不伴有唇、舌、腭或声带的器质性障碍。可正常咳嗽，声带正常。

（4）其他转换性障碍：如癔症性震颤，表现为粗大的、不规则的全身抖动，注意力集中时或别人看患者时，明显加重，分散注意力时则减轻。

（三）癔症的特殊表现形式

癔症的特殊表现形式是指癔症的集体发作或流行性癔症。主要发生于常在一起生活的群体中、经历和观念相似的人群中，如果其中某人发生癔症，其他人目睹了患者的表现，受到暗示和自我暗示，就出现类似的症状，如紧张、恐惧，而使癔症在短时间内暴发流行。发病年龄多见于 14 ～ 35 岁，精神症状持续时间短，运动症状病程长，一般预后良好，可见于学校、教堂、寺院以及某些公共场所。

考点：癔症患者的临床分型和特点

四、治疗

（一）心理治疗

心理治疗是治疗癔症的首选方法。帮助患者分析、认识病因，明确所患疾病是功能性的，是可以治愈的。允许患者尽情倾诉其内在的不良情绪，给予倾听、鼓励和安慰。因患者易接受暗示，所以心理治疗常用暗示疗法，可采用药物暗示、语言暗示、情景暗示等方法，尤其对癔症性躯体障碍效果良好。也可采用催眠治疗，用语言对其进行有针对性的暗示，训练其丧失的功能，可收到好的效果。

考点：癔症患者的心理治疗

（二）药物治疗

在癔症患者出现精神发作、兴奋状态或抽搐发作时，可注射氯丙嗪或地西泮作紧急处理。也可以适当服用些抗焦虑药、抗抑郁药，以增强心理治疗的效果。

（三）其他治疗

其他治疗如中药、针灸或电针治疗，尤其对癔症性瘫痪、失明、耳聋、失音等患者，有较好的效果。

第二节　癔症患者的护理

一、护理评估

1．健康史

（1）个人史：母孕期及分娩期有无异常，个人成长的情况，学习及智能的情况。

（2）现病史：本次发病的表现，有无诱因，诊断、治疗的情况，对生活、学习的影响。

（3）既往史：既往的发病情况，服药治疗的情况，有无其他疾病。

（4）家族史：家族成员中是否有精神异常的患者。

2．生理方面　①生命体征；②营养、饮食、睡眠、排泄的情况；③躯体症状的表现；④个人卫生、衣着方面。

3．心理方面

（1）感知觉方面：有无感觉的异常、思维的改变、注意力及记忆力的变化，有无幻觉。

（2）情感方面：有无情绪不稳定、易激惹、焦虑、恐惧、抑郁等。

（3）意志行为方面：有无懒散、被动，有无怪异行为，有无暴力行为、自伤行为。

（4）病前的个性特征：是否有癔症性的人格特征。

（5）自知力方面：对自己的疾病是否有认识，是否配合治疗、护理。

4．社会方面

（1）人际交往能力：病前及病后的人际关系的情况，家庭婚姻的状况。

（2）社会支持系统：家属对患者的态度和行为，同事、同学及朋友对其的态度，家庭经济状况，社会资源的利用情况。

（3）对工作、学习及娱乐的影响：工作、学习的效率如何，对娱乐活动的影响。

（4）生活自理能力的程度。

考点：癔症患者的护理评估

二、护理诊断

1．生理方面

（1）睡眠型态紊乱。

（2）潜在或现存的营养失调。

（3）有废用综合征的危险。

2．心理方面

（1）焦虑。

（2）抑郁。

（3）恐惧。

（4）有暴力行为的危险。

3．社会方面

（1）生活自理能力缺陷。

（2）社交能力受损。

（3）有出走的危险。

（4）知识缺乏。

三、护理目标

1．生理方面

（1）能维持正常的营养状态。

（2）睡眠型态紊乱得到改善。

（3）保持个人卫生整洁。

（4）未发生躯体的感染性疾病和并发症。

2．心理方面

（1）各种症状明显减轻。

（2）学会通过合适的途径宣泄情绪。

（3）面对应激学会正确的应对方式。

（4）增强处理压力和冲突的能力。

3．社会方面

（1）生活自理能力逐步提高。

（2）建立有效的人际交往模式。

（3）逐步进行正常的工作和学习。

（4）提高对癔症的认识。

四、护理措施

（一）生理方面

1．安全护理　提供舒适的环境，减少刺激，加强巡视，加强对患者物品的管理。

2．饮食护理　为患者提供营养丰富、易消化、色香味俱全的食物，对躯体化症状的患者，应用暗示性的语言鼓励进食，或分散患者的注意力。

3．睡眠护理　对睡眠异常的护理包括创造良好的环境，安排合理的作息时间，睡前避免进行娱乐性的活动等。

（二）心理方面

1．与患者建立良好的护患关系　交谈时应态度和蔼、注意倾听，以真诚、理解、和善、支持的态度对待患者，鼓励患者谈自己发病时的感受，接受其焦虑、抑郁情绪，让患者感到被关心、被接受，取得患者的信任，这样才有利于护理工作的开展，同时有利于患者的治疗和康复。

2．接触癔症患者时，要注意言语和态度，避免激惹患者的情绪。尽量满足患者的合理要求，但注意不要无原则地迁就患者。对表现做作、遇事好表现自己或爱挑剔的患者，要正确对待，不应鄙视，要耐心地说明解释，争取患者合作。

3．患者情感爆发时，常会出现大声叫喊、哭闹不止，此时，护士应当即排除无关人员的围观，避免激惹患者的情绪以强化症状，要冷静地运用适当的言语，劝阻患者的吵闹行为，稳定其情绪，使症状得到缓和。

4．对癔症性运动障碍的患者，要有正确的态度，不要批评、鄙视，要恰当地关心和体贴患者的痛苦，表示理解和接受，提高患者战胜疾病的信心。在护理患者时要注意观察有无器质性病变的迹象，为医生提供诊断参考。

5．对癔症性痉挛发作的患者，护士应保持冷静，不要惊慌失措，或过度关心患者，以免强化症状。同时疏离周围人员，注意采取保护性医疗措施，排除环境中的不良因素和刺激，配合医生做好暗示治疗。

6．癔症患者有时会通过自杀手段来博得别人的同情，从而会弄假成真，造成严重后果。故应预防患者自伤和自杀。要注意多观察病情变化和心理状态，做好心理护理。

7．要帮助患者锻炼和纠正性格缺陷，让患者以正确的态度对待现实生活和工作，改善与周围人的人际关系，正确对待疾病，培养开朗、乐观的情绪，指出患者的性格缺陷，增强患者治愈疾病的信心。

8．要做好家属工作，向家属交代疾病的特点、预防疾病复发的知识。要求家属用正确的态度对待患者，如不要歧视、偏爱或迁就患者等，以防病情迁延和复发。

（三）社会方面

1．鼓励患者安排自己的生活和工作，有规律、有计划，能自我管理。

2．帮助患者认识和正确对待发病因素和疾病性质，认识自己的性格缺陷，教会患者正确应对生活中的压力和挫折，积极参加各种文体活动，参加一些康复训练，有利于病情恢复。

3．介绍患者参加一些康复组织，从而得到一些咨询和帮助，协助患者逐渐适应社会生活。

4．协助患者家属，让其了解癔症的发病诱因、发病特点，教会家属有效地应对癔症发作时的混乱情况，防止患者受伤。同时强化其家庭功能，给患者重要的家庭和社会支持。

5．告知家属癔症不是器质性的，通过治疗是可以治愈的，减轻患者及家属的焦虑情绪，积极配合治疗。

考点：癔症患者的护理措施

五、护理评价

（一）生理方面

1．患者的营养状态、睡眠状态是否得到改善。

2．患者的躯体功能是否失用。

3．患者能否保持个人卫生整洁。

4．患者有无躯体的感染性疾病和并发症。

（二）心理方面

1．癔症的症状是否得到改善。

2．癔症发作期间，在监护下有无外伤和伤人的表现。

3．患者能否正确地认识疾病的原因和性质，能否有效地进行自我控制。

4．面对困难和压力能否应用恰当的心理防御机制和应对技巧。

（三）社会方面

1．患者的生活自理能力有无提高。

2．患者能否与周围人进行有效的沟通、建立良好的人际关系。

3．患者能否主动参加各种文体活动，利用各种社会支持资源。

4．患者的家属能否清楚地认识本病的发病因素、症状特点、护理要点。

小结	一、癔症的概念 癔症又称歇斯底里症，是由于明显的精神因素，如生活事件、持久的内心冲突、不良暗示或自我暗示引起的一组病症。 二、癔症患者的人格特征 “四高”：高度自我显示性、高度情感性、高度丰富的幻想性、高度暗示性。 三、癔症患者的临床表现及分型 包括癔症性精神障碍、癔症性躯体障碍、癔症的特殊形式。 1. 癔症性精神障碍包括意识障碍、情感爆发、癔症性遗忘、癔症性漫游、癔症性痴呆、癔症性精神病、癔症性身份识别障碍。

小结

2. 癔症性躯体障碍包括癔症性感觉障碍、癔症性运动障碍。感觉障碍包括感觉缺失、感觉过敏、感觉异常等。运动障碍包括癔症性抽搐、癔症性瘫痪、癔症性失音、其他转换性障碍。

3. 癔症的特殊形式　是指癔症的集体发作或流行性癔症。主要发生于常在一起生活的群体中，发病年龄多见于 14 ~ 35 岁，精神症状持续时间短，一般预后良好。

四、癔症患者的治疗原则

1. 心理治疗为首选，多采用支持疗法、暗示疗法、催眠治疗等。

2. 药物治疗如抗焦虑药、抗抑郁药。

3. 其他治疗如中药、针灸、电针等。

五、癔症患者的护理评估

1. 健康史　个人史、现病史、既往史、家族史。

2. 生理方面　生命体征、营养、饮食、睡眠、排泄的情况，躯体症状、个人卫生、衣着方面。

3. 心理方面　感知觉方面、情感方面、意志行为方面、病前性格、自知力方面。

4. 社会方面　人际交往能力，社会支持系统，生活自理能力的程度，对工作、学习及娱乐的影响。

六、癔症患者的护理措施

1. 生理方面　安全护理、饮食护理、睡眠护理、二便护理。

2. 心理方面　与患者建立良好的护患关系，接触癔症患者时，要注意言语和态度。对情感爆发的患者、癔症性运动障碍的患者、癔症性痉挛发作的患者要镇定、冷静，不批评，采取保护性医疗性措施，注意观察其变化，及时与医生取得联系。要帮助患者认识和纠正其性格缺陷，让患者以正确的态度对待现实生活、工作和疾病。

3. 社会方面　鼓励患者安排自己的生活和工作，积极参加病房的各种文体活动，参加一些康复训练，并强化其家庭功能，给患者重要的家庭和社会支持。

（鹿瑞云）

第十二章　应激相关障碍及其护理

学习目标	
学	1. 说出应激相关障碍患者的发病因素。
习	2. 熟记应激相关障碍患者的临床表现。
目	3. 描述应激相关障碍患者的护理评估。
标	4. 熟记应激相关障碍患者的护理措施。

第一节　应激相关障碍

案例

案 例 一

某女，50岁，大学文化，中学教师。3天前，患者的儿子与女朋友驾车旅游时，遭遇车祸死亡，当晚患者获知噩耗后，赶往公安机关。在其子及未婚儿媳妇尸体旁，患者当即晕厥，数分钟后醒来，出现言语不连贯，意识清晰度下降，拒绝承认尸体是自己的孩子。反复念叨“我儿子和媳妇到外面去玩了，他们去旅游结婚了，很快就会回来的”，“他们不会死的，他们是和妈妈开玩笑，想吓唬妈妈的”。服用镇静药后，方安静下来。第二天醒来后，出现情绪明显波动，时常号啕大哭，反复责备自己“那天我要是不让他们出去，把他们留在身边就好了”。对别人的劝解很反感，容易被激怒，情绪波动非常明显。临床诊断：急性应激障碍。

案 例 二

某女，40岁，大专文化，小学教师。5年前，丈夫出差时，突遇车祸去世。在出差前，患者曾与丈夫为一件小事而“拌嘴”，丈夫一气之下说出“我走了，再也不回来了”的气话。

丈夫过世后，患者悲痛欲绝，常常自责，认为是自己与丈夫吵架，导致丈夫再也无法回到这个家庭了。常常自言自语：“我要是和他说清楚，我是爱他的，我只是和他怄气，不是真的不要他回家就好了。”自此以后，无法继续上班，也不能继续担任教学任务，一直在家“休养”。临床诊断：创伤后应激障碍。

知识链接

应 激

应激（stress）一词在物理学上解释为压力、应力。原意是指一个系统在外力的作用下竭尽全力对抗时的超负荷状态。1936年加拿大生理学家塞里（Selye）将这个词引入到生物学领域，提出了应激学说。

应激是指内、外环境中的各种刺激物，如生物的、理化的、心理的、社会文化的因素，足以引起机体内稳态变化，进入应激状态，表现为一系列偏离常态的生理、心理变化，在临床上呈现相应的与应激相关的障碍。

一、概述

应激相关障碍是一组主要由心理、社会因素引起的异常的心理反应以及精神障碍，称为心因性精神障碍，也称反应性精神障碍。决定本障碍的发生、发展、病程及临床表现的因素有：生活事件和生活处境，社会文化背景，人格特点，教育程度，智能水平，生活态度、信念及当时的躯体功能状况等。临床特点和病程经过与创伤性体验密切相关，伴有相应的情感体验，容易被人理解。一旦致病因素消除或改变发病时的处境，给予适当的治疗，可恢复正常，预后好。

有关急性应激障碍的流行病学研究很少。仅有的个别研究指出，严重交通事故后的发生率为 13% ～ 14%；暴力伤害后的发生率大约为 19%；集体性大屠杀后的幸存者中的发生率约为 33%。

对创伤后应激障碍的社区调查显示，居民终生患病率为 1% ～ 14%，而高危人群（战后复员军人，天灾人祸中的幸存人群）的患病率则高达 3% ～ 58%，一般认为女性较男性易患。

二、病因及发病机制

（一）病因

1．社会文化因素

（1）严重的生活事件：包括灾难性事件和悲痛性事件，如严重车祸、飞机失事、财产巨大损失、被强暴、被劫持、亲人死亡、亲人离别、情感破裂等。

（2）突发的自然灾害：如山洪暴发、强烈地震、严重火灾等。

（3）战争场面：如亲临（或间接听到、看到）残酷的战争现场。

（4）日常生活中的苦恼：多为生活中的一些不愉快事件。

2．遗传因素　文献报告单卵双生者应激相关障碍的同病率为 29.5%，明显高于双卵双生者的发病率（高出 2.2%），提示遗传因素在本病的发生中起一定作用。

3．个体的易感素质　患者在以往有心境障碍或应激相关障碍的病史、创伤史；病前人格不够健全，如敏感多疑、抑郁、情绪不稳定、冲动任性等；女性；智能发育不全；缺乏社会支持。

（二）发病机制

1．按照巴甫洛夫学派的观点，急性应激障碍是急剧超强的应激作用于高级神经活动的过程，可以导致兴奋、抑制和灵活性的过度紧张及相互冲突，中枢神经系统为了避免进一步的损伤，往往产生超限抑制。这种超限抑制属于保护性抑制，在抑制过程的扩散中，中枢神经系统低级部位的功能，包括一些非条件反射就会脱抑制而释放出来，这就产生了皮质与皮质下活动相互作用的异常形式。临床表现为不受意识控制的情绪反应、无目的的杂乱动作和原始反应及不同程度的意识障碍或木僵状态。

2．创伤后应激障碍的神经生物学研究集中于单胺类神经递质和下丘脑 - 垂体 - 肾上腺（hypothalamic-pituitary-adrenal，HPA）轴，二者都介导对应激事件的保护性反应。单胺类神经如去甲肾上腺素能神经的活动增加使唤起增高，促进了对创伤记忆的自动编码和回忆，使患者的焦虑反应增高。有纵向研究提示随着环境压力的增大，出现 HPA 轴紊乱。

3．适应障碍的发生与否，主要与应激源强度和个性心理特征两方面的因素有关。

4．个体对外界的刺激具有不同的感受性与耐受性，刺激超过感受阈值才引起心理和生理功能障碍。

三、临床表现及分型

应激相关障碍依据临床表现不同，最常见的分型为急性应激障碍、创伤后应激障碍和适应障碍。

1．急性应激障碍　急性应激障碍又称急性心因性反应，是在剧烈的、异乎寻常的精神刺激、生活事件或持续困境的作用下引发的精神障碍。历时较短，一般不超过 4 周，预后良好。主要表现为意识障碍和精神运动性障碍。

（1）意识障碍：最初出现的典型表现为“茫然”状态，意识范围局限，注意狭窄，定向障碍，感知觉迟钝，自发言语且凌乱无条理，难以进行言语交流。动作杂乱、无目的性，偶有冲动行为。意识障碍表现为恍惚或朦胧状态，事后可遗忘。

（2）精神运动性兴奋：表现为有强烈恐惧体验的不协调性精神运动性兴奋、激越、喊叫、过度乱动、无目的漫游、言语增多，言语内容与发病因素或个人经历有关。有的患者表现为痉挛发作，情感爆发，类似癔症。

（3）精神运动性抑制：较为少见，表现为对环境退缩，缄默少言或呆若木鸡，长时间呆坐或卧床，无情感流露，对疼痛刺激也少有反应，甚至近木僵或亚木僵状态。

（4）其他：常存在惊恐性焦虑的自主神经症状，如心动过速、出汗、面赤等。也有患者伴有失眠、易激惹、集中注意力困难、运动不安等症状。

考点：急性应激障碍患者的临床表现

2．创伤后应激障碍（post-traumatic stress disorder，PTSD）又称延迟性心因反应，表现为在重大创伤性事件后出现一系列的特征性症状。如强烈的、灾难性的应激事件如地震、凶杀、被强暴等，使患者出现极度恐惧、害怕、悲痛或忧伤、无助之感。在事件发生后数周内发病，一般不超过 6 个月。主要表现有以下三点：

（1）警觉性增高：患者表现为难以入睡或易惊醒，注意力集中困难，持续性警觉与激惹性增强，易发脾气，过分警惕，过分惊恐，坐立不安。自主神经兴奋，产生明显的生理反应，如心搏加快、出汗、面色苍白等。

（2）闯入体验：有创伤情景的大量闯入体验、闪回及反复出现痛苦的梦境。表现为患者的思维与记忆中反复地、不由自主地涌现精神创伤的情景，有时出现短暂的“重演”性发作，再度身临其境，出现错觉、幻觉或幻想形式的创伤性事件重演的生动体验，见物思人，触景生情。如见死者遗物、追悼会、周年祭等，引起强烈的情感反应，反复出现创伤性梦境或梦魇。此表现是创伤后应激障碍最典型的症状，有时把闪回、梦魇及闯入性表象合起来称为重新体验症状。

（3）持续性回避或情绪障碍：患者难以随意回忆应激事件，尽量避免接触与创伤性情景有关的人和事，避免参加或接近能引起痛苦回忆的活动或场所，个别患者对创伤情景不能回忆，出现心因性遗忘，经他人提醒亦予以否认。与人疏远，对周围环境的普通刺激反应迟钝，对亲人情感冷漠、麻木或迟钝，兴趣减退，社会性退缩，对前途感到渺茫，出现失望、焦虑、抑郁。少数患者产生消极念头，表现为自杀企图或过度饮酒与服用镇静药物等。

考点：创伤后应激障碍患者的临床表现

3．适应障碍（adjustment disorder） 是因长期存在应激源或困难处境，加上患者有一定的人格缺陷，产生以烦恼、抑郁、焦虑等情感性精神障碍为主，同时有适应不良的行为或生理功能障碍，并使社会功能受损的一种慢性心因性障碍。通常在遭遇生活事件后 1 个月内起病，病程一般不超过 6 个月。随着时间的延长及自我调整，会形成新的适应，精神障碍也随之消失。

临床上通常有以下几种类型：

（1）以焦虑、抑郁等情感性精神障碍为主的抑郁型和焦虑型：抑郁型适应障碍、焦虑型适应障碍和混合型适应障碍。

①抑郁型适应障碍：是成年人中最常见的适应障碍类型。主要表现为无望感、哭泣、心境低落等，但比抑郁症轻。

②焦虑型适应障碍：以紧张不安、惶恐、担心害怕、注意力难以集中、易激惹为主要表现，可伴有胸闷、心慌、失眠等躯体症状。

③混合型适应障碍：表现为焦虑和抑郁的症状。

（2）以适应不良行为为主的品行障碍型和行为退缩型适应障碍。

①品行障碍型适应障碍：表现为不遵守社会准则和规章制度，违反社会公德，如毁坏公物、打架斗殴、偷窃、逃学等。

②行为退缩型适应障碍：表现为不愿与人交往、不想上班、孤僻离群、不注意卫生、生活无规律等。

急性应激障碍、创伤后应激障碍与适应障碍的区别见表 12-1。

表 12-1 急性应激障碍、创伤后应激障碍与适应障碍的区别

区别点	急性应激障碍	创伤后应激障碍	适应障碍
病因或相关因素	急剧、严重的精神打击	强烈、灾难性应激	有应激事件的后果及部分患者人格缺陷
发病时间	1h 以内	应激后 6 个月	1 ~ 3 个月内
病程	1 周左右	6 个月至数年不等	短于 6 个月
临床表现	木僵状态、意识模糊、抑郁、躁狂、妄想	病理性重现、持续回避、警觉性高、遗忘	以情绪异常为主，伴有社会功能受损
预后	好	不佳	较好

四、治疗

（一）治疗原则

1．急性应激障碍　及时、就近、简洁、紧扣重点。

2．创伤后应激障碍　心理治疗合并药物治疗。

3．适应障碍　心理治疗或合并药物治疗。

（二）治疗措施

1．急性应激障碍

（1）脱离情景：首先帮助患者尽快脱离创伤情景，如在灾害发生后为灾民安排安全的住处，借此可最大限度地避免进一步的刺激。

（2）应用应对技巧：鼓励患者学会面对创伤，多与家人和朋友交谈，正确地认识急性应激反应，一般不会持续太长时间，多数在数日内可恢复；可采取一些简单的放松方法，消除急性应激障碍伴随的焦虑和紧张，如深呼吸、转移注意力等，但是不能用饮酒或服药来应对自己对创伤事件的反应；争取更多的社会支持，如配偶、其他家人、朋友、同事、上级领导等。

（3）药物治疗合并心理治疗：如果患者的症状持续存在，可给予药物治疗和专门的心理治疗，以药物治疗作为辅助手段，在改善症状的同时为心理治疗的实施做好准备。如以焦虑、抑郁症状为主的患者，可选用地西泮、氟西汀、阿普唑仑等；如表现为精神运动性兴奋的患者，可选用少量抗精神病药及催眠药，如氯丙嗪、氟哌啶醇、奋乃静、地西泮等。

2．创伤后应激障碍

（1）心理治疗：对于创伤后应激障碍的患者，初期主要采取危机干预的原则和技术，侧重提供支持，帮助患者提高心理应对技能，表达和宣泄相关的情感。为慢性患者争取最大的社会、心理支持。各种形式的心理治疗在慢性和迟发性创伤后应激障碍的治疗中都有报道，效果比较公认的可归为认知 - 行为疗法、暴露疗法、焦虑处理。

①认知 - 行为疗法：适用于有严重或持久症状的患者。治疗过程包括：A．了解对严重应激的正常反应，及直面与创伤事件有关的情境，强调回忆的重要性；B．对症状的自我监控；C．暴露于回避情景；D．对创伤事件映像的回忆，将之与患者的其他经历整合为一体；E．通过讨论评估和假设的证据来进行认知重构；F．对愤怒的处理：针对仍对创伤事件及其诱因感到愤怒的人。

②暴露疗法：是让患者面对与创伤有关的特定的情境、人、物体、记忆或情绪。暴露可以通过想象实现，也可以是真正进入某种情境，如在车祸后重新乘车或驾驶车辆。反复暴露可使患者认识到他所害怕和回避的场所已经不再危险，假如患者能够坚持足够长的时间不逃避，害怕的情绪就会逐渐消退。

知识链接

暴露疗法

暴露疗法是指让患者暴露在各种不同的刺激性情境之中，使之逐渐耐受并能适应的一类治疗方法。主要分为两类：一类是快速暴露法，又称冲击疗法或满灌疗法；另一类是缓慢暴露法，即系统脱敏疗法。它是治疗恐怖症和强迫症等神经症最常用的行为疗法。其治疗方式是使用与应激有关的诱发刺激（如商场、公共车辆、会场等），通过有步骤地反复暴露以取得适应，进而消除患者的应激反应。

③焦虑处理：是教会患者各种技巧，更好地应对创伤后应激障碍的症状，主要的技术有：放松训练、正性思维、自信训练、想法终止等。

知识链接

放松训练

放松训练是指使机体从紧张状态松弛下来的一种练习过程。放松有两层意思，一是肌肉松弛，二是消除紧张。放松训练的直接目的是使肌肉放松，最终目的是使整个机体活动水平降低，达到心理上的松弛，从而使机体保持内环境平衡与稳定。

放松训练的基本种类有呼吸放松法、肌肉放松法、想象放松法三种，而放松训练具体的形式又多种多样，有渐进式放松训练、印度的瑜伽术、日本的禅宗，以及中国的气功。

（2）药物治疗：根据患者的症状特点，可考虑选用的药物包括：抗抑郁药、抗焦虑药、抗痉挛药物、锂盐等。除非患者有过度兴奋或暴力行为，一般不主张使用抗精神病药。抗抑郁药是治疗各个时期创伤后应激障碍最常见的选择。除改善睡眠、抑郁、焦虑症状外，抗抑郁药能减轻闯入和回避症状。临床上将舍曲林、氟西汀、帕罗西汀和氟伏沙明等 5- 羟色胺再摄取抑制剂作为首选治疗用药。一般用药 4 ～ 6 周时症状减轻，可能必须治疗 12 周才能获得明显效果。众多研究分析显示，药物治疗不应是一线治疗方法。

（3）心理治疗合并药物治疗：心理治疗结合药物治疗的方法比单独使用一种方法的效果更佳。

3．适应障碍　心理治疗的方法有一般支持疗法、认知疗法、行为疗法、家庭治疗等。帮助患者正确地认识应激源，学会宣泄情绪的方法，改善社会功能。

对于情绪异常明显的患者，可根据具体的情况选用抗焦虑药和抗抑郁药，以低剂量、短疗程为宜。

考点：应激相关障碍患者的治疗

第二节　应激相关障碍患者的护理

一、护理评估

（一）健康史

1．个人史　年龄、性别、职业、受教育程度、性格特点、个人的成长情况、学习及智能的情况。

2．现病史　本次发病的表现，有无诱因，诊断、治疗的情况，对生活、学习的影响。

3．既往史　既往的发病情况，服药治疗的情况，有无其他疾病。

（二）生理方面

1．用药情况　是否服用药物。

2．躯体状况　患者是否有营养、食欲、二便及睡眠异常。

（三）心理方面

1．精神症状　如意识错乱、妄想、幻觉等。

2．情感状态　如惊恐、害怕、焦虑、抑郁、恐惧等。

3．心理危机　仔细判断患者目前有无发生自杀行为的潜在危险。

（四）社会方面

1．家庭、环境评估　如家属对本疾病的认识情况、家属对患者所持的态度。患者与家属及朋友的人际关系、患者可利用的社会资源等。

2．社会功能　如人际交往、退缩、个人工作及生活能力有无受损等。

3．应激源和应激过程评估　对应激过程的评估要特别详细。包括发病原因，如精神刺激的种类、严重性、发生和持续的时间等；患者应对方法、主观感受与评价、疾病发作与心理创伤的关系等。

考点：应激相关障碍患者的护理评估

二、护理诊断

1．生理方面

（1）潜在或现存的自杀、自伤行为。

（2）潜在或现存的营养不足。

（3）睡眠型态紊乱。

2．心理方面

（1）潜在或现存的冲动行为。

（2）感知觉障碍。

（3）定向障碍。

（4）思维过程障碍。

（5）言语沟通障碍。

（6）焦虑。

（7）抑郁。

3．社会方面

（1）生活自理能力缺陷。

（2）社会功能障碍。

（3）个人应对无效。

考点：应激相关障碍患者的护理诊断

三、护理目标

（一）生理方面

1．患者个人卫生良好，营养充足，不发生任何并发症。

2．患者睡眠良好，无便秘发生。

3．患者无自杀、自伤行为的发生。

（二）心理方面

1．患者各种应激症状减轻或消失。

2．患者无焦虑、抑郁、恐惧的发生。

3．患者的认知功能改善。

（三）社会方面

1．患者自理能力恢复。

2．患者能完成正常的社会交往，正确认识存在的应激源，采取正确的应对方式。

四、护理措施

（一）生理方面

1．安全和日常生活护理

（1）环境：提供安静、舒适的环境，减少外界刺激，确保患者睡眠的满足。由于应激相关障碍患者富有易被暗示性，不能将其同症状丰富的患者安排在同一病室，以免增加新症状或使原有症状更顽固。

（2）保护隐私：应尊重患者，允许保留自己的空间，注意尊重其隐私。

（3）密切观察：加强观察和关心患者（但不被患者意识到）。加强不安全因素和危险物品的管理，以便早期发现自杀、自伤或冲动行为的先兆，防患于未然。

（4）保证营养：应激相关障碍患者发作期应耐心喂饭，一时不能进食的可稍缓喂饭。对有躯体化症状的患者，应用暗示性言语引导缓慢进食，或分散注意力，避免其全神贯注于自己的进食障碍而妨碍进食。同时在少量进食后，可用没有出现不良反应的事实，鼓励其进食。

（5）日常生活护理：对有自理缺陷（如心因性木僵）的患者，做好晨晚间护理，加强饮食护理，必要时可鼻饲饮食，保证其营养的需要。对心因性木僵患者同样要定时翻身，做好皮肤、口腔等护理，防止发生褥疮，利用患者有暗示性的特点，以暗示言语鼓励其循序渐进地加强自主功能训练。

（6）其他：鼓励患者参加以娱乐性游艺为主的活动，使患者在松弛的环境中分散注意力，避免对疾病的过分关注，忘记心身痛苦。

2．特殊护理

（1）在严重应激相关障碍发作时，应将家属隔离，护士必须有条不紊地进行治疗护理，并使患者明白发作不会危及生命，疾病一定能治愈。

（2）与应激相关障碍有关的焦虑反应有时可表现为挑衅和敌意，需适当限制，并对可能的后果有预见性，必要时设专人陪护。

（3）发生意识障碍时，应加强生活护理和观察，防止其他患者的伤害和防止发生走失等意外。

（4）严密观察患者的情绪反应，适当满足其合理要求，对不合理要求应认真解释和说服。

（5）对躯体化症状，应让患者了解功能障碍是短暂的，通过检查证明无器质性损害。应使患者确信只要配合医生治疗，完全可恢复健康。

（6）对患者当前的应对机制表示认同、理解和支持。需鼓励患者按可控制和可接受的方式表达焦虑、激动，允许自我发泄（如来回踱步、谈话、哭泣等），但不要过分关注。

（7）遵医嘱给予相应治疗药物，如抗焦虑药、抗抑郁药、抗精神病药等，让患者了解和自行观察药物的作用和不良反应。

（8）强化疾病可以治愈的观念，教会患者正确应对创伤性体验和困难，恰当处理人际关系，防止疾病复发。

（二）心理方面

1．建立良好的护患关系　谈话时，要态度和蔼，注意倾听，提问要扼要，着重于当前问题，给予简明的指导。鼓励患者回忆自己心理创伤所致应激相关障碍和适应性障碍发作时的感受和应对方法，接纳患者的焦虑和抑郁感受，并讨论和教会应对应激相关障碍发作的简易方法。

2．采用支持性心理护理措施，帮助患者度过困境。

3．指导患者使用放松训练技术，如缓慢深呼吸、全身肌肉放松、听音乐等。配合医生做好暗示治疗、行为疗法、反馈治疗等。

4．帮助患者认识自己个性中的不足，改变患者的认知，正确对待致病因素和疾病发生，确认以前使用过的有效心理应对方法，帮助患者提高自我康复能力及面对应激的能力。

（三）社会方面

1．鼓励患者自理，做好自我管理。

2．对康复期患者要进行心理与社会功能的康复训练，帮助患者认识和正确对待致病因素和疾病的性质，克服个性缺陷，掌握疾病康复途径，以利于患者重返社会。

3．协助患者家属，让其了解应激相关障碍的发病诱因、发病特点，教会家属有效地应对，防止患者出现自杀、自伤等。同时强化其家庭功能，给患者重要的家庭和社会支持。

考点：应激相关障碍患者的护理措施

五、护理评价

（一）生理方面

1．症状消失情况，患者的异常情绪、反应是否按预期目标得到改善，并能控制自己的情绪。

2．患者在护理措施的干预下，是否改善了心理应对方式。

3．一般情况　包括睡眠充足、营养状况良好、生活有规律。

（二）心理方面

1．患者的各种症状是否好转或消失。

2．患者有无出现焦虑、抑郁、恐惧等不良心理问题。

3．患者的认知功能有无改善。

4．患者有无自杀、自伤的发生。

（三）社会方面

1．患者是否恢复了正常的社会功能，能否与人进行有效的社会沟通。

2．患者是否能获得有效的社会支持，正确认识压力来源，并正确应对。

小结	一、应激相关障碍的概念 应激相关障碍是一组主要由心理、社会因素引起的异常的心理反应以及精神障碍，称心因性精神障碍，也称反应性精神障碍。

小结	二、应激相关障碍的临床表现及分型 1. 急性应激障碍　包括意识障碍、精神运动性兴奋、精神运动性抑制、其他。 2. 创伤后应激障碍　包括警觉性增高、闯入体验、持续性回避或情绪障碍。 3. 适应障碍　以焦虑、抑郁情感性精神障碍为主的：抑郁型、焦虑型、混合型；以适应性不良、行为为主的：品行障碍型、行为退缩型。 三、应激相关障碍患者的治疗原则与措施 1. 急性应激障碍　及时、就近、简洁、紧扣重点，多采用药物治疗和心理治疗相结合。 2. 创伤后应激障碍　以心理治疗为主，多采用认知-行为疗法、暴露疗法、焦虑处理等。 3. 适应障碍　心理治疗或合并药物治疗。 四、应激相关障碍患者的护理评估 1. 健康史　个人史、现病史、既往史。 2. 生理方面　用药情况、健康情况。 3. 心理方面　精神症状、情感状态、心理危机。 4. 社会方面　家庭、环境评估，社会功能、应激源和应激过程评估。 五、应激相关障碍患者的护理措施 1. 生理方面　安全和日常生活护理、特殊护理。 2. 心理方面　建立良好的护患关系，采用支持性心理护理，帮助患者度过困境，指导患者使用放松训练技术，帮助患者认识自己个性中的不足，改变患者的认知，正确对待致病因素和疾病发生，确认以前使用过的有效心理应对方法，帮助患者提高自我康复能力及应激能力。 3. 社会方面　鼓励患者做好自我管理，协助患者家属，让其了解应激相关障碍的发病诱因、发病特点，教会家属有效地应对，防止患者出现自杀、自伤等，对康复期患者要进行心理与社会功能的康复训练，帮助患者认识和正确对待致病因素和疾病的性质，克服个性缺陷，掌握疾病康复途径，以利于患者重返社会。

（孙水英）

第十三章　人格障碍及其护理

学习目标	
	1. 说出人格障碍的概念。
	2. 知道常见人格障碍的临床表现。
	3. 描述人格障碍的共同特征。
	4. 熟记人格障碍患者的护理措施。

案例

某男，23岁，父母为政府干部。从小在乡下与爷爷、奶奶居住，爷爷、奶奶非常宠爱他，父母每月都给他零花钱。从小经常逃课，上课拽女同学辫子，将蜈蚣放在女同学书包里。学习成绩差，在技术学校学习期间经常旷课、打群架、欺负低年级学生，并用刀子将人刺伤，夜间不回宿舍居住。学校责令其退学后父母带其回家。对父母态度冷漠。深更半夜带人到家中跳舞，楼下邻居上楼制止，其找来死老鼠扔到邻居家门口，在邻居家门口小便。父母托人找工作，其到单位上班经常迟到、旷工，与同事经常为小事争吵，争吵时经常拿出小刀威胁人家，甚至将同事当成活靶，向同事站立的墙角扔匕首。基本上工作一两个月就会被辞退。母亲生病住院也不到医院探望。经常更换女朋友，有个女孩父母不同意与其谈朋友，多次在人家上班的路上拦截人家，有一次甚至带上硫酸欲对其毁容。父母带其到医院诊治。对其多次进行心理治疗，治疗效果不佳。临床诊断：反社会型人格障碍。

第一节　人格障碍

一、概述

人格又称为个性，是一个人在与人交往的过程中所表现出来的心理活动，尤其是情感和意志活动方面的特点，是一个人稳定的、独特的心理特征。它包括三个方面：个性倾向系统、个性特征系统和自我调节系统。个性倾向系统表现出来的是人的需要、价值观、动机、兴趣等。个性特征系统包括一个人的气质、性格、能力、智能等。自我调节系统又称自我意识，它能使个体在社会实践过程中对自己有认识、有体验、有控制。这三个系统从强度和性质上在各个体中存在差异，形成了大千世界人与人之间的不同个性，即人格。人格的形成既受生物因素影响，又与社会因素有关。人格一旦形成则具有相对稳定性，很难改变。通常将18岁以前个性偏离称为儿童行为障碍，18岁以后的心理状态的偏离称为人格障碍。

人格障碍又称人格异常、偏离人格、病态人格，是指人的心理活动明显偏离正常，导致严重的社会适应不良和显著的人际关系障碍，表现为固定而持久的行为方式异常。人格障碍主要是人格各组成成分之间的不平衡造成的，主要表现在情感和意志行为方面，而认知、智能活动无异常。

人格障碍患者与健康人的区别不在于人格特征本身，而在于人格特征表现的明显性和突出性。比如：做事认真是人们并不陌生的一种普遍心理现象，然而过于认真就变成拘泥，易引起别人的注意，自身也会痛苦，人们就会认为其可能为强迫性人格。

人格障碍患者儿童期就有个性特征异常，并持续发展到成年，甚至终生，少数患者成年后在程度上有所减轻。人格障碍造成个体本身及亲属的痛苦，明显影响个体的社会功能和职业功能。人格障碍是某些精神障碍的发病原因或诱因，某些人格障碍是其他精神障碍的残留症状。

二、病因及发病机制

人格障碍到目前为止病因尚未完全阐明，主要是由生物因素和心理社会等综合因素共同作用形成的。

（一）生物因素

1．遗传因素　人格是具有高度遗传性的，但关于人格障碍的遗传基因研究收获较少，主要从以下几个方面获取一些信息：

（1）家族史的研究：人格障碍患者亲属患病率比一般人群高，血缘关系越近，发生的比例越高。意大利犯罪心理学家 Rombroso 曾对众多罪犯家庭进行大样本调查，发现许多罪犯的亲属患有反社会型人格障碍，犯罪的比例远远高于正常人群。

（2）孪生子研究：研究发现，基因越接近，人格特征越相似，单卵双生子中人格障碍的同病率大于双卵双生子。

（3）寄养子的研究：关于寄养子的研究主要围绕反社会型人格障碍。将具有反社会型人格障碍患者的子女，出生后就寄养于正常家庭。这些子女长大成人后反社会型人格障碍的发生率显著高于那些正常父母寄养出去的子女，证明反社会型人格障碍患者的父母的反社会性行为也较多。

（4）染色体异常：xyy 三体核型与犯罪有关。Jacob 等于 1965 年对一个大型教化院罪犯的染色体进行研究，发现有 1/3 的罪犯属于这一染色体核型。

2．脑病理学因素　研究发现，对人格障碍患者进行脑电图检查，有 50% 患者常有慢波出现，这种脑电图改变与儿童脑电图近似，提示人格障碍者脑发育延迟。

3．激素与神经递质水平因素　研究显示体内激素情况不同，个性形成和发展也不相同。有冲动特质的人体内睾酮的水平较高。对人格障碍患者神经递质的研究中以 5-HT 较多，其他递质的研究如去甲肾上腺素、多巴胺、乙酰胆碱都不如 5-HT 多。人格障碍患者体内 5-HT 水平降低，应用氟西汀可提高 5-HT 水平，可对人格的一些性格特质产生改善作用。

（二）心理社会因素

在人格形成过程中，环境是影响其形成和发展的一个主要因素。环境包括社会环境、家庭环境、学校环境等，其中家庭环境尤为重要，在幼儿心理发展过程中受到家庭环境的精神刺激或创伤则会影响其人格发展，如父爱或母爱被剥夺，父母争吵、离异，违法乱纪，年幼时遭受遗弃，或父母过分溺爱、放纵或过分严厉苛刻。此外，父母的人格或行为不良，会对子女造成潜移默化的影响，使其在长期模仿学习中形成异常人格。学校老师的管教方式的影响也较为深刻，特别是启蒙老师的正面教化有利于个体良好人格的形成。如专制的管教方式会造成情绪紧张、冷漠等人格特征，放任的管教方式会造成无组织、无纪律等人格特征。由于青少年自制力差，容易模仿他人或受人教唆，以及受不良社会风气的影响，所以容易产生偏离的价值体系，形成对抗、愤怒、压抑等不良心理而发展成人格障碍。

知识链接

人格障碍概况

研究表明，子女的人格特征与父母的养育方式密切相关，不良的父母养育方式是导致人格障碍、神经症、吸毒等行为问题的危险因素。

在对北京市1148名初一和高一学生进行调查后发现：14.3%的学生有人格障碍倾向，3.7%的学生有人格偏离。在对2205名大学一年级学生的调查中，确诊人格障碍的患病率为2.5%，其中女性患病率明显高于男性，且父母关系不和睦家庭子女的患病率是正常家庭的2.5倍，单亲家庭人格障碍患病率是双亲家庭的5.9倍。

三、共同特征及分型

（一）共同特征

由于人格障碍是正常人格特征的病理性增强，再加上社会环境和文化背景的原因，有时诊断人格障碍较困难。人格障碍只限于人格特征明显偏离正常，其社会功能适应不良，造成周围人和其本人极度痛苦。其共同特征如下：

1．人格障碍起始于儿童、青少年时期或成年早期，并一直持续至成年或终生，难以治疗和矫正。

2．人格偏离正常，主要是情感和行为方面，与其所处的社会环境中大部分人的表现偏离，而智能、发育无明显缺陷。

3．人格障碍的症状影响其社会功能和职业功能，个人感到痛苦，与其密切接触的人会因此遭受痛苦。

4．患者年龄在18岁以上。

5．缺乏自知力，主动求医者少。

考点：人格障碍的共同特征

（二）分型

1．偏执型人格障碍　偏执型人格障碍以猜疑和偏执为主要特征，男性多于女性。这类人的表现固执、敏感多疑、心胸狭隘、对别人不信任，总是怀疑别人会利用、伤害或是欺骗自己，总是把别人的好意当成恶意。对家人也不信任，好妒忌，常无端怀疑配偶对自己不忠，过高地评估自己，自命不凡，总认为自己应该获得巨大成就，易形成超价观念。在工作中遇到挫折和失败时拒绝接受批评，从不在自己身上找原因，强调客观因素，夸大别人的缺点或错误。受到质疑时，则发生争辩，甚至冲动攻击行为。常有不安全感和不愉悦感，缺乏幽默感，总觉得自己受歧视、受压抑、被迫害，甚至上告、上访，不达目的誓不罢休，固执地追求不属于自己的利益和权利，容易发展成偏执型精神障碍。

2．反社会型人格障碍　反社会型人格障碍又称无情型人格障碍或社会性病态，是对社会影响最为严重的类型。反社会型人格障碍以行为的高度攻击性、情感爆发性和社会适应不良为特征。此类患者儿童期就经常逃学、反复撒谎、偷窃、打架、欺负弱小同学、虐待小动物、做恶作剧、破坏公共财物、违反校园纪律，过早出现性行为或性犯罪。长大后常有酗酒、吸毒、聚众赌博行为，情感冷酷、肤浅，缺乏责任心。常旷工，不遵守常规和社会道德规范，行为无计划性，受偶然动机、情绪冲动或本能愿望所驱使，冲动，易激惹，攻击性强，包括无故殴打配偶或子女，缺乏羞惭感。反社会型人格障碍与违法犯罪具有密切相关性。

3．分裂样人格障碍　分裂样人格障碍又称关闭型人格，以情感冷漠、表现退缩、缺乏人际交往为主要特征，男性多于女性。此类患者主要表现为性格明显内向、孤独、不合群，不愿与人交往，不能表达对别人的感情，几乎无知心朋友，过分沉溺于幻想和白日梦，脱离现实，面部表情呆板，对别人的批评和赞扬无动于衷，缺乏进取心，常不修边幅，行为古怪，言语松散、离题，意见表达不清，并非因智能障碍和文化程度受限引起，缺乏性兴趣。有资料显示，半数以上精神分裂症患者的病前人格为分裂样人格。

4．强迫型人格障碍　强迫型人格障碍以过分地追求完美及谨小慎微和内心的不安全感为特征，男性多于女性。患者表现为在其工作和生活的范围内过于认真，总是以高标准要求，希望自己所做的事十全十美、完美无缺。平时做事计划性太强，办事优柔寡断，事后反复检查细节，稍有变化即感到紧张、焦虑和苦恼。思想得不到松弛，日程安排死板，生活方式刻板，为人处世呆板，对别人的意见过分重视。责任感、道德感过强，过于地自我克制，过分地迂腐、刻板和固执，容易发展成强迫性神经症。

5．表演型人格障碍　表演型人格障碍又称癔症性人格障碍，以人格不成熟和情绪不稳定为特征，女性多于男性。主要临床表现为表情夸张，行为做作，以自我为中心，情绪极端，情感肤浅，为达到目的说哭就哭、说笑就笑。爱表现自己，常打扮得花枝招展地参加社交活动，以吸引别人注意。为达到自己的目的，不惜卖弄风骚，给人以轻浮之感。过于喜欢表扬，经受不起批评，心胸狭窄，易受他人影响和诱惑，暗示性强。

6．冲动型人格障碍　冲动型人格障碍又称爆发型人格障碍，以情绪不稳定伴发明显冲动为特征，男性多于女性。临床上患者情绪极不稳定，常因一些不必要的小事而突然爆发强烈的愤怒和冲动，自己完全不能控制，做出伤人、毁物等暴力攻击行为。他们不发作时与正常人一样，对发作时的所作所为感到懊悔，但不能防止再发。

考点：各型人格障碍的主要特征

四、治疗

（一）心理治疗

人格障碍尚无特异的治疗方法，各种相应的治疗措施仅能改善或限制其不良行为，并且需要医患双方有恒心和毅力，进行长期治疗。多以心理治疗为主，药物治疗为辅。心理治疗方法包括支持性心理治疗、精神分析治疗、认知疗法、行为疗法和家庭治疗等。采取的治疗形式有个别治疗、集体治疗。多数学者证明集体治疗方式较个别治疗有效。集体治疗，就是将患者集中在一种生活和学习环境中，通过参加其中的活动，控制和改善他们的偏离行为。与其他成员相互交流，探索形成新的合适的行为。

（二）药物治疗

药物治疗不能改善人格障碍本身，但对患者的某些症状可以得到有效控制。如抗精神病药对偏执型、分裂样人格障碍的治疗有效；碳酸锂可以减轻反社会型人格障碍患者的攻击行为，对冲动型人格障碍患者可用镇静作用较强的抗精神病药、抗癫痫药，并可合用β受体阻断药；对情绪低落的患者可选用抗抑郁药等。

第二节　人格障碍患者的护理

一、护理评估

（一）健康史

1．个人史　青少年期的品行情况，有无精神活性物质滥用，社会适应能力，被公安、司法部门强制管教及判刑等情况。

2．现病史　本次发病的表现，特别是情感、行为障碍的表现，有无心理社会问题的相关因素，诊断及治疗情况，对生活、工作的影响。

3．既往史　既往的发病情况，服药治疗情况，有无其他系统疾病。

4．家庭史　家庭氛围，儿童期的父母教育方式，家庭有无精神异常的患者。

（二）生理方面

1．意识状况，生命体征。

2．营养状况，饮食、睡眠、二便情况。

3．躯体症状的表现。

4．生活自理能力的程度，个人卫生状况。

（三）心理方面

1．认知方面　有无多疑、偏执、被害妄想、病理性嫉妒、强迫观念、是非判断缺损、羞惭感、内疚感。

2．情感方面　是否情感不稳定、焦虑、紧张、害怕、冷漠、愤怒、敌视。

3．意志行为方面　有无奇特的装饰、怪异的行为、恶作剧行为、冲动暴力行为等。

4．自知力方面　对自身的个性缺陷和不适当的行为方式是否有认识，是否配合治疗和护理。

（四）社会方面

1．人际交往能力　评估与周围人的人际关系，对周围人特别是亲人的工作、生活的影响，社会适应能力，家庭及婚姻状况。

2．社会支持系统　家属对患者的态度和行为，同事、朋友对其的态度，家庭经济状况，社会资源的情况。

3．对工作、学习的影响　工作、学习的表现及效率。

二、护理诊断

1．生理方面　生活自理能力下降。

2．心理方面　①焦虑；②抑郁；③自我概念紊乱；④有暴力行为的危险。

3．社会方面　①日常生活能力障碍；②社会功能障碍；③人际交往障碍。

三、护理目标

（一）生理方面

自我照顾能力良好。

（二）心理方面

1．焦虑症状减轻。

2．抑郁症状改善，情绪好转。

3．患者对自己的个性缺陷有所认识。

4．学会通过合适的途径宣泄情绪，不出现伤人、毁物行为。

（三）社会方面

1．日常生活能力提高。

2．积极参与社会交往，社会功能改善。

3．与他人建立良好的关系。

四、护理措施

（一）生理方面

1．安全护理　提供安全、舒适的治疗环境，加强对病区物品的管理，病房用物力求简单，注意减少刺激，加强巡视。

2．饮食护理　为患者提供营养丰富、易消化的饮食，保证患者得到充分的营养。

3．睡眠护理　提供安静、舒适的睡眠环境，保证患者充足的睡眠。

（二）心理方面

1．与患者建立良好的护患关系，要以真诚、理解、关心、支持的态度对待患者，满足其合理需要，取得患者信任。

2．对焦虑的患者，教会患者分散注意力的方法，要指导患者以合适的方式来宣泄内心的情感。

3．对抑郁的患者，要激励其对生活的信心，鼓励亲朋好友多来医院探望，对患者与人交往中的进步要及时给予表扬，增加患者的生活信心。

4．在良好护患关系的基础上，明确告知患者，其人格中存在一些缺陷，与患者一起讨论其不良的行为、对人对己的危害性，帮助其改善。

5．尽量减少暴力行为发生的诱因，与患者共同制订行为限制的约定，并告知违规的后果，增加其自控能力。当有先兆症状时，要用简明、坚定的语言劝说患者，必要时给予保护性隔离。

（三）社会方面

1．帮助患者树立正确的道德观、价值观，树立战胜疾病的信心，学会自我调节和适应，以达到全面康复。

2．鼓励患者参加各种集体活动，帮助患者在与人交往中纠正自身的个性缺陷，帮助患者练习和增加社交的技巧，以增进人际关系。

五、护理评价

（一）生理方面

自我照顾能力是否良好。

（二）心理方面

1．焦虑症状是否减轻。

2．抑郁症状是否改善。
3．患者对自己是否有正确的认识和感知。
4．患者是否能正确运用心理防御机制控制自己的情绪。
（三）社会方面
1．患者日常生活能力有无提高。
2．患者能否运用沟通技巧，与周围人进行有效沟通。

小结	一、人格障碍的概念 人格障碍又称人格异常，是人的心理活动明显偏离正常，导致严重的社会适应不良和显著的人际关系障碍，表现为固定而持久的行为方式异常。 二、人格障碍的病因 1. 生物因素　遗传、脑病理学、激素及神经递质水平。 2. 心理社会因素　家庭环境、教育水平。 三、人格障碍的共同特征 1. 发生于儿童、青少年时期或成年早期，可持续终生，难以治疗。 2. 患者智能、发育无明显缺陷。 3. 影响其社会功能和职业功能。 4. 年龄在18岁以上。 5. 缺乏自知力，主动求医者少。 四、人格障碍的临床表现及分型 1. 偏执型人格障碍　以猜疑和偏执为主要特征，容易发展成偏执型精神病。 2. 反社会型人格障碍　以行为的高度攻击性、情感爆发性和社会适应不良为特征，与违法犯罪具有密切相关性。 3. 分裂样人格障碍　以情感冷漠、表现退缩、缺乏人际交往为主要特征，半数以上精神分裂症患者的病前人格为分裂样型。 4. 强迫型人格障碍　以过分地追求完美及谨小慎微和内心的不安全感为特征，容易发展成强迫性神经症。 5. 表演型人格障碍　以人格不成熟和情绪不稳定为特征，暗示性强。 6. 冲动型人格障碍　以情绪不稳定伴发明显冲动为特征。 五、人格障碍患者的治疗原则 1. 心理治疗为首选，包括支持性心理治疗、精神分析治疗、认知疗法、行为疗法、家庭治疗等。 2. 药物治疗可有效控制某些精神症状。 六、人格障碍患者的护理评估 1. 健康史　个人史、现病史、既往史、家庭史。 2. 生理方面　生命体征、营养、睡眠、生活自理能力、躯体症状、个人卫生状况。

小结	
小 结	3. 心理方面　认知方面、情感方面、意志行为方面、自知力方面。 4. 社会方面　人际交往能力，社会支持系统，对工作、学习的影响。 七、人格障碍患者的护理措施 1. 生理方面　安全护理、饮食护理、睡眠护理。 2. 心理方面　与患者建立良好的护患关系；对焦虑的患者，教会患者分散注意力的方法；对抑郁的患者，要激励其增强生活信心；明确告诉患者其人格缺陷对人对己的危害性，帮助其改善；尽量减少暴力行为发生的原因，加强防范。 3. 社会方面　帮助患者树立战胜疾病的信心；帮助患者在与人交往中纠正自身的个性缺陷。

（邵志梅）

第十四章　心理因素相关生理障碍及其护理

学习目标	
学	1. 说出进食障碍、睡眠障碍的概念。
习	2. 知道神经性厌食、神经性贪食、失眠症的定义。
目	3. 归纳神经性厌食、失眠症的临床特点。
标	4. 熟记失眠症的护理。

案例

案 例 一

某女，22 岁，大学二年级学生。患者从小长得可爱，学习成绩较好，很讨老师和亲人的喜欢。上大学后，看到漂亮衣服穿不进去就开始减少饮食，体重从 75 kg 减至 65 kg。大学二年级时因钟情于一男生而开始节制饮食。最初与同学一起到食堂吃饭，饭后到厕所催吐。身高 162 cm、体重 50 kg 的她仍认为自己体重偏重，后来拒绝肉类食品，直至拒绝米饭和面食，每天只吃水果和蔬菜，体重减至 40 kg。如此导致经常头晕，上课注意力不集中，有时还闭经，心情抑郁。后来患者想正常进食，可食物根本无法食入，食入后就想吐，终被送到医院进行补液、补充营养等对症治疗。症状好转后进行心理治疗，经过近三个月的治疗，病情好转。临床诊断：神经性厌食。

案 例 二

某女，30 岁。患者上高中时二十多个同学住在一个宿舍，经常失眠，每天下晚自习后躺在床上就非常紧张，担心睡不着。睡得比较好时能睡 4 ~ 5 h，不好时只有 1 ~ 2h，非常易醒。第二天头昏脑胀。后进入专科大学上学，症状没有得到改善，还经常失眠。工作后有时整夜不眠，躺在床上翻来覆去，非常烦躁。服用催眠药也只能睡 2 ~ 3h，又怕催眠药有依赖性，越紧张越睡不着。知道紧张会加重睡眠障碍，可就是控制不了，形成失眠 - 紧张的恶性循环。结婚后由于睡眠状态较差，与丈夫基本是分床居住。由于失眠明显影响了患者的日常生活和工作，患者为此痛苦不已。临床诊断：失眠症。

心理因素相关生理障碍是指一组与心理因素相关，以生理障碍，主要是进食、睡眠及性行为异常为主要表现的临床疾病。随着医学的发展，医学模式的转变，竞争压力的增大，心理社会因素对人体健康和疾病的影响，其越来越受到人们的关注和重视。

第一节 进食障碍及其护理

一、概述

进食障碍是指由心理社会因素导致的以进食行为异常和情绪障碍为特征的一组综合征，包括神经性厌食、神经性贪食，两者都有显著的体重改变和（或）生理功能紊乱。

二、病因及发病机制

（一）生物因素

研究表明，本病与遗传关系密切，患者亲属同病率为6% ～ 10%，明显高于普通人群；单卵双生子的同病率高于双卵双生子。另有研究显示，进食障碍患者可能存在大脑神经递质，尤其是去甲肾上腺素和5- 羟色胺代谢紊乱现象。

（二）心理因素

发病前往往有心理应激事件，如失恋、被人歧视等，这些事件严重影响情绪；该病患者往往具有个性弱点，如拘谨、刻板、强迫的特点及完美主义倾向，过分关注体形和体重，并以此来判断自我价值。

（三）社会文化因素

受现代审美趋向“以瘦为美”、“骨感美”观点的影响，刻意追求身材的苗条成为众多女性青年追求的目标，特别是以演员、模特等职业群体中多见。

三、临床表现及分型

（一）神经性厌食

神经性厌食是个体因担心发胖，或部分患者发病前已有不同程度的肥胖而出现的病理性怕胖和体像障碍，通过严格控制食谱、过度运动、引吐、导泻等手段，导致体重明显低于正常标准的一种进食障碍。起病缓慢，症状持续3个月以上。有些患者可出现间歇性暴饮暴食现象。此类患者常伴有情绪不稳定、易激惹、焦虑和抑郁症状，有些女性患者可出现月经失调、乳房发育迟缓，而男性患者则会引起性欲减退。

患者体重明显偏低是指低于标准体重15% 以上，或者Quetelet 体重指数为17.5 kg/m^2 或更低。[标准体重的计算方法：标准体重（kg）＝身高（cm）－ 105。Quetelet 体重指数＝体重（kg）/ 身高^2（m^2）。]

（二）神经性贪食

神经性贪食是一种周期性发作的进食障碍，表现为不可抗拒的进食欲望和暴食行为，进食后又因担心发胖而采取引吐、导泻等方法来避免体重的增加。神经性贪食常常是神经性厌食的延续，有时又与神经性厌食交替出现，暴食和代偿行为每周至少发作2次并至少持续3个月。常出现多种躯体并发症，并伴有情绪低落。

考点： 进食障碍的分型和临床表现

知识链接

进食障碍的影响因素

家庭、社会文化因素在进食障碍的发生、发展、维持和康复中都可能起到重要作用。有学者提出患者用进食行为表达对父母过度控制、过度保护的反抗；或以节食为手段达到对父母的反控制，以此作为解决家庭内冲突的一种方法。也有学者认为若患者的依赖性强，多与母亲的关系过于密切、依赖，而以自我控制进食作为自己独立的象征。另外，在现代观念中，把女性的身材苗条作为自信、自我约束、成功的代表。所以青春发育期的女性在追求心理上的强大和独立时很容易将目标锁定在减肥上。而媒体大力宣传减肥的功效，鼓吹极致身材人人皆可拥有，也让追求完美、幻想极致的女孩更容易陷进去。

四、治疗

对进食障碍的治疗首先要进行支持治疗，纠正营养不良状况，同时或稍后开展心理治疗，以及辅助的药物治疗。

1．支持治疗　加强营养，恢复适当的体重。给予高热量饮食，餐后要有专人看护，防止患者自行引吐或服用导泻药物。对于严重营养不良或恶病质、拒食患者要给予鼻饲或静脉输入营养物质来纠正水、电解质紊乱现象。

2．心理治疗　可运用认知疗法、行为疗法、家庭治疗等方法，改变患者对体像的错误感知，帮助其树立正确的审美观，以纠正其错误的行为。认知疗法通过改变患者错误的观点和认知，帮助患者树立正确的审美观。在认知疗法的基础上，进行行为疗法，其中操作性条件反射这一方法最有效，对患者的进食行为的改善需及时给予正强化，对厌食、贪食的行为给予负强化。

3．药物治疗　针对患者的厌食症状，运用多巴胺受体阻断药，如多潘立酮增加患者的摄食行为，缓解其恶心、呕吐症状。在饭前使用一定剂量的胰岛素来促进食欲，防止低血糖。针对患者的贪食行为给予抑制食欲的药物，如神经肽类、右芬氟拉明。针对与神经性厌食并存的抑郁情绪，常用抗抑郁药，如帕罗西汀、氟西汀等。

五、护理

（一）护理评估

1．健康史

（1）个人史：母孕期及分娩期有无异常，个人成长的情况，学习及智能的情况。

（2）现病史：本次发病的表现，有无诱因，诊断、治疗的情况，对生活、学习的影响。

（3）既往史：既往的发病情况，发作次数、服药治疗的情况，有无其他疾病。

（4）家族史：家族成员中有无进食障碍或情感性精神障碍患者。

2．生理方面

（1）生命体征。

（2）营养状况、体重减轻情况、每日食谱、进食量、活动量、睡眠及排泄情况。

（3）躯体症状的表现：有无原发或继发的器质性疾病，如水肿、脱水。

（4）个人卫生、衣着方面。

3．心理方面

（1）是否存在不健康的过度关注体形和体重，有无体像障碍。

（2）是否存在情绪异常。

（3）是否存在有意限制饮食，进食后有无通过使用催吐剂、导泻剂以及其他方法使体重下降，有无暴饮暴食行为。

（4）自知力：对自己的疾病是否有认识及对治疗、护理的态度。

4．社会方面

（1）人际交往能力：病前、病后的人际关系情况，对工作、生活、学习的影响，家庭婚姻状况。

（2）社会支持系统：家庭对患者的态度和行为，同事和朋友的态度和行为，家庭经济状况，社会支持系统的状况。

（二）护理诊断

1．营养失调：高于机体需要量或低于机体需要量。

2．潜在或现存的体液过多。

3．潜在或现存的脱水。

4．有感染的危险。

5．焦虑。

6．抑郁。

7．恐惧。

8．日常生活能力障碍。

9．个人应对无效。

10．知识缺乏。

11．不合作。

（三）护理目标

1．营养状况改善，体重恢复和保持正常。

2．体液过多和脱水得到纠正。

3．掌握了对进食行为的应对策略，焦虑、抑郁、恐惧心理减轻。

4．建立了正确的进食行为，日常生活能力恢复正常。

5．学会了应对问题的正确方法。

6．对导致进食障碍的相关因素有所了解，对体像障碍有认识，积极配合治疗。

（四）护理措施

1．生理方面

（1）提供良好的进食环境和适合患者口味的营养丰富的饮食，保证水分的摄入，治疗初期要控制好进食和进水的量和速度。进食、进水从小量开始，逐渐增加至生理需要量，少食多餐。

（2）加强饮食管理。神经性厌食患者进食时、进食后要防止其自我催吐或导泻，在治疗过程中要每天用固定的体重计测量体重，观察体重的变化，以判断治疗效果。体重增加以每周 0.5 ～ 1 kg 为宜。对神经性贪食患者应防止发生暴饮暴食，严格控制进食量。

（3）对于重症患者，在劝其进食的基础上，给予强制性的支持治疗，如鼻饲或静脉补充营养。

（4）观察患者的生命体征，水、电解质、酸碱平衡以及皮肤和黏膜色泽、弹性，判断营养状况改善情况。

2．心理方面

（1）与患者建立良好的护患关系，以亲切、和蔼、尊重、接纳的态度与患者交流，温和、耐心地解答患者提出的问题。

（2）进行健康知识科学宣教，矫正患者体像障碍，帮助患者树立正确的审美观，制订科学、合理的进食计划和体育锻炼方法。

（3）鼓励患者表达内心感受，教会患者正确的排遣负性情绪的方法，如听音乐、跑步、做健身操、练瑜伽、打球等，也可采用写日记、调整呼吸、倾诉等方法来缓解负性情绪，而不是用暴饮暴食的方法来缓解情绪。

（4）与患者一起制订治疗、护理计划，并制订奖惩措施，让患者有机会对自己的健康做决定，建立主动、健康的进食行为。

3．社会方面

（1）鼓励患者合理安排学习和生活，日常生活有规律。

（2）帮助患者认识和正确对待发病因素和疾病性质，教会患者正确对待生活中的压力和挫折，促进病情恢复。

（3）强化家庭和社会支持系统，协助患者家属了解进食障碍的发病原因、发病特点、发作时的表现，减轻焦虑情绪。

（五）护理评价

1．患者的营养状况是否改善，体重是否恢复和保持正常。

2．患者的水肿症状有无改善，脱水是否纠正。

3．患者是否改善了过度关注体重和体形的不良认知。

4．情绪是否正常，有无焦虑、抑郁、恐惧心理。

5．是否建立了正确的进食行为，日常生活能力是否恢复正常。

6．患者是否学会了采用积极的应对困难的方式。

7．社会功能是否改善。

第二节　睡眠障碍及其护理

一、概述

引起睡眠障碍的因素较多，本节讨论的是由心理社会因素引起的非器质性睡眠障碍。临床表现为睡眠与觉醒障碍，通常分为四类：失眠症、嗜睡症、睡眠 - 觉醒节律障碍和某些发作性睡眠异常情况（睡行症、夜惊、梦魇）。

二、病因及发病机制

（一）心理因素

生活和工作中的各种不愉快事件造成精神紧张、焦虑、恐惧、抑郁等；另外，睡眠障碍患者常表现为对健康的要求过高、过分关注。

（二）躯体因素

生理性因素引起的饥饿、疲劳等；躯体疾病所引起的疼痛、鼻塞、呼吸困难、咳嗽、恶心、呕吐、腹胀、腹泻等，以及脑部疾病，如脑血管意外、精神障碍等。

（三）环境因素

居住环境嘈杂、拥挤，空气污浊或突然改变睡眠环境等。

（四）药物因素

某些药物对睡眠有干扰作用。兴奋性药物可引起失眠，如咖啡因、氨茶碱、甲状腺素、皮质激素等。某些镇静作用的药物可导致睡眠 - 觉醒节律障碍。

三、临床表现及分型

1．失眠症　是由于心理社会因素（人际关系紧张、家庭不和、个人工作及生活受挫折、社会经济地位低等）引起睡眠的始发和维持发生障碍，致使个体持续存在的对睡眠的质和量不满意的一种状态，并可引起患者情绪异常，妨碍社会功能。

知识链接

失 眠 症

心理因素在失眠症的形成过程中地位重要，往往开始时是由于某种原因引起失眠，以后因怕失眠而在入睡前产生焦虑，加重了失眠症状。因此首先要消除焦虑情绪，学会放松自己，建立自信心。

大量数据证明，中国人的睡眠时间正在减少，睡眠质量正在下降。长期失眠会诱发高血压、糖尿病、肥胖、心脏病，增加脑卒中的发病风险，降低免疫力。在美国，每年因睡眠问题造成的意外损失约 430 亿美元，由睡眠障碍引起的车祸造成的财产损失约 120 亿美元。除了能间接造成巨大的经济损失外，睡眠障碍还会引发婚姻、就业等社会安定问题。

失眠症患者一般具有抑郁、焦虑倾向和敏感多疑的个性特征，往往过度关注自己的入睡困难，担心失眠影响次日的工作，结果越担心越焦虑、恐惧，越难以入睡，而形成失眠—过分关注—焦虑—失眠加重的恶性循环。失眠的表现形式包括难以入睡、睡眠不深、多梦、早醒、醒后不易再睡、醒后不适感、疲乏，或白天困倦等，每周至少发生 3 次，并至少已持续 1 个月。

2．嗜睡症　指白天睡眠过多，表现为不可抑制的嗜睡，特别是在安静或单调环境中，经常困乏思睡，睡后不能解除疲劳。过多的睡眠不是由于睡眠不足、药物、酒精、躯体疾病引起的，也不属于某些精神障碍（如神经衰弱、抑郁症）症状的一部分。白天过多的睡眠常引起社交、职业或其他重要功能受损，患者为此感到痛苦，几乎每天发作，持续 1 个月以上。

3．睡眠 - 觉醒节律障碍（非器质性睡眠 - 觉醒节律障碍）　指睡眠 - 觉醒节律与常规节律不符。主要表现为在应入睡时不能入睡，在觉醒时反而嗜睡，伴发忧虑，并引起患者对睡眠质量的持续不满状况，从而妨碍社会功能。生活无规律的人发病率较高。此类情况几乎每天都发生，达 1 个月以上。

4．睡行症　又称为梦游症，是指一种在睡眠过程中尚未清醒时起床，在室内或户外行走，或做一些简单活动的睡眠和清醒的混合状态。多见于男孩，可伴有夜惊及遗尿。病因不明，可能与遗传因素及神经系统发育不完善有关。患者发作时常有意识障碍、定向障碍、警觉性下降、反应迟钝，极易发生危及患者安全甚至生命的情况。睡行症多发生于入睡后不久的非快速眼动睡眠期（深睡期），次日醒来，对发作经过完全不能回忆。

5．夜惊　夜惊是一种常见于幼儿的睡眠障碍，主要为反复出现从睡眠中突然醒来惊叫、哭喊。发作时持续 1 ～ 10 min，通常发生在睡眠前 1/3 阶段、入睡后 15 ～ 30 min。发作时常伴有惊恐表情和动作、两眼直视、手足乱动、心率增加、呼吸急促、出汗、瞳孔散大等自主神经功能亢进症状。发作时意识呈朦胧状态，不能被唤醒，醒后对梦境中内容不能回忆。

6．梦魇　梦魇是指在夜间睡眠或午睡中被噩梦突然惊醒，梦中见到了可怕的景象或遇到可怕的事情，引起恐惧不安、心有余悸的睡眠行为障碍，多见于儿童。梦境多是患儿处于危险境地，如被猛兽追赶、突然跌落悬崖等，使患者紧张、恐惧、害怕、呻吟、惊叫或动弹不得直至惊醒。一旦醒来对梦中的恐怖内容能清晰回忆，并仍处于惊恐之中。通常在夜间睡眠的后期发作，发作于快速眼动睡眠期。

考点：睡眠障碍的分型与临床表现

四、治疗

1．心理治疗　包括认知疗法和行为疗法。认知疗法主要是帮助患者对失眠症引起的症状及苦恼有客观的正确的理解和认识，以一种积极的心态对待睡眠障碍，以达到减少情绪因素对睡眠的影响，减少心理社会因素对睡眠的影响。在认知疗法的基础上进行行为疗法治疗，建立良好的睡眠行为方式，包括正常的睡眠 - 觉醒节律，生活规律，按时起床，增加白天的体力活动量，入睡前使身体和心理充分放松，可进行放松训练，用深呼吸、冥想等方式放松自己。

2．药物治疗　临床最常用的是苯二氮䓬类药物。在专科医生指导下，坚持个体化给药，严格控制用药剂量和服药时间，每种药物使用不应超过 2 周，睡眠正常后逐渐停药。对于伴有明显抑郁、焦虑的患者可使用抗抑郁或抗焦虑的药物，对于白天嗜睡的可选用小剂量中枢兴奋剂，如哌甲酯（利他林）等。

五、护理

（一）护理评估

1．健康史

（1）个人史：母孕期及分娩期有无异常，个人成长情况，学习及智能情况。

（2）现病史：临床表现，有无诱因，诊断、治疗情况，对生活及学习的影响。

（3）既往史：既往的发病情况，服药治疗情况，有无酒类与药物依赖伴发症状或戒断症状，有无焦虑、抑郁等恶劣情绪的伴发症状，有无其他疾病。

（4）家族史：家族成员中是否有睡眠障碍的患者。

2．生理方面

（1）生命体征。

（2）营养、饮食、睡眠、排泄情况。

（3）能否维持正常睡眠，日常上床和起床时间，失眠的性质（如入睡困难、维持睡眠困难、早醒等）。

（4）睡眠障碍发生的时间、地点、可能的原因等。

（5）躯体症状的表现，有无躯体疾病引起的失眠。

（6）个人卫生、衣着方面。

3．心理方面

（1）对睡眠障碍的关注程度。

（2）有无焦虑、恐惧等不良情况。

（3）有无职业、心理、社会和经济的变化造成对睡眠的影响。

（4）对睡眠障碍原因的了解和可能的减轻方法。

4．社会方面

（1）是否遭遇生活事件（如亲人离丧、个人损失、考试前焦虑等）。

（2）是否有各种干扰（如噪声、陌生环境、护理操作、灯光、如厕等）。

（3）人际交往能力，病前及病后的人际关系的情况，对工作、学习的影响，家庭、婚姻状况。

（4）社会支持系统，家属对患者的态度和行为，同事及朋友对其的态度，家庭经济状况，社会支持系统的情况等。

（二）护理诊断

1．睡眠型态紊乱。

2．焦虑。

3．恐惧。

4．个人应对无效。

（三）护理目标

1．能够明确失眠的原因，适应环境，睡眠时间在 6 ～ 8 h。

2．学会自我放松的技术，掌握有关睡眠的知识，焦虑、恐惧感减轻。

3．养成良好的作息习惯，正确对待睡眠时间，能讲出 2 ～ 3 种改善睡眠的方法。

（四）护理措施

1．生理方面

（1）创造良好的睡眠环境，如病房空气新鲜，温度适宜，安静，夜班工作人员做到谈话轻、行走轻、关门轻，与兴奋躁动的患者分开居住。

（2）养成良好的睡眠习惯，按时入睡，按时起床，减少白天卧床时间，不管晚上睡眠如何，早晨仍要按时起床。努力提高睡眠效率（在床上的时间确实用于睡眠），只有当患者真正想睡时才上床休息。

（3）提供促进睡眠的措施，睡前可进食少量清淡饮食，不宜从事激烈运动，避免看情节刺激的电视节目，禁止喝咖啡、浓茶等，可适当进食热牛奶、听轻音乐、温水泡脚，指导患者进行放松训练，采用深呼吸、全身肌肉放松等方法来促进睡眠。

（4）仔细观察患者的睡眠情况，掌握患者的睡眠规律并做好记录，对晚间用催眠药的，要认真查对，及时观察、了解用药后的不良反应，如有异常及时汇报医生处理。

2．心理方面

（1）做好睡前心理护理，注意疏导和消除患者由失眠产生的焦虑和恐惧心理，减轻患者对睡眠的过度关注，淡化患者对失眠的恐惧、担忧。

（2）向患者介绍有关睡眠方面的知识，对躯体疾病、环境因素（如光、声及温度）等影响睡眠的一些客观因素给予及时处理。

（3）应用行为干预的方式，帮助患者放松，缓解患者对睡眠障碍的紧张、焦虑情绪，改善睡眠。

（4）嗜睡症患者应严格遵守作息时间，每日准时入睡，按时起床，白天可增加活动量以改善白天的嗜睡症状，通过奖励和惩罚方式规范其行为。

（5）对于睡眠 - 觉醒节律障碍患者，要注意调整患者入睡和觉醒时间，以恢复正常人的节律，并注意巩固治疗的效果。

（6）对夜惊、梦魇的患儿要让儿童充分放松，在轻松、愉快的情绪下安然入睡。告诉患者及家属，随着年龄增长，夜惊、梦魇症状会减轻，以解除其恐惧心理。

3．社会方面

（1）帮助患者正确认识和对待发病的因素和疾病的性质，认识睡眠障碍形成的原因，教会患者正确对待睡眠障碍，正确安排好自己的工作和生活，促进病情恢复。

（2）协助患者了解睡眠障碍的发病原因、发病特点，帮助患者认识睡眠障碍是一个心理因素相关的生理性疾病，是完全可以治愈的，减轻患者及家属的焦虑情绪，使其积极配合治疗。

（五）护理评价

1．患者的睡眠障碍是否改善，能否了解失眠的原因。

2．是否学会了自我放松技术，改善了对睡眠的认识，焦虑、恐惧感是否减轻。

3．是否掌握了睡眠障碍的相关知识。

小结	一、相关概念 1. 心理因素相关生理障碍　是指一组与心理因素相关，以生理障碍，主要是进食、睡眠及性行为异常为主要表现的临床疾病。 2. 进食障碍　是指由社会心理因素导致的以进食行为异常和情绪障碍为特征的一组综合征，包括神经性厌食、神经性贪食。 3. 睡眠障碍　临床表现为睡眠与觉醒障碍，通常分为四类：失眠症、嗜睡症、睡眠 - 觉醒节律障碍和某些发作性睡眠异常情况（睡行症、夜惊、梦魇）。 二、临床表现 （一）进食障碍 1. 神经性厌食　严格控制食谱、过度运动、引吐、导泻。 2. 神经性贪食　不可抗拒的进食欲望和暴食行为。 （二）睡眠障碍 1. 失眠症　由于人际关系紧张、家庭不和、个人工作、生活受挫折等心理社会因素引起患者难以入睡、睡眠不深、多梦、早醒等，持续 1 个月以上。 2. 嗜睡症　不可抑制的嗜睡，特别是在安静或单调环境中发生，睡后不能解除疲劳。几乎每天发作，持续 1 个月以上。 3. 睡眠 - 觉醒节律障碍　应入睡时不能入睡，在觉醒时反而嗜睡，常伴发忧虑并引起患者对睡眠质量的持续不满状况，从而妨碍社会功能。 4. 睡行症　又称为梦游症，患者在睡眠过程尚未清醒时起床在室内

小结	或户外行走，或做一些简单活动的睡眠和清醒的混合状态，可伴有夜惊及遗尿。 5. 夜惊 常见于幼儿，反复出现从睡眠中突然醒来惊叫、哭喊。醒后对梦境中内容不能回忆。 6. 梦魇 在夜间睡眠或午睡中被噩梦突然惊醒引起恐惧不安。 三、治疗 （一）进食障碍 1. 支持治疗 加强营养，纠正水、电解质紊乱现象。 2. 心理治疗 通过认知疗法、行为疗法、家庭治疗来改变患者对体像的错误感知。 3. 药物治疗 针对不同症状给予相应药物。 （二）睡眠障碍 1. 心理治疗 认知疗法帮助患者达到减少情绪因素对睡眠影响的目的，行为疗法帮助患者建立良好的睡眠行为方式。 2. 药物治疗 在专科医生指导下，个体化给药。 四、护理评估 健康史、生理方面、心理方面、社会方面。 五、护理措施 （一）进食障碍 1. 生理方面 保证营养摄入，加强饮食管理，判断营养状况改善情况，重症患者给予强制性的支持治疗。 2. 心理方面 建立良好的护患关系，矫正患者体像障碍，教会患者正确的排遣负性情绪的方法，帮助患者建立主动、健康的进食行为。 3. 社会方面 日常生活有规律，帮助患者正确认识疾病，强化家庭和社会支持系统。 （二）睡眠障碍 1. 生理方面 创造良好的睡眠环境；养成良好的睡眠习惯，提供促进睡眠的措施；掌握患者的睡眠规律。 2. 心理方面 做好睡前心理护理；介绍有关睡眠方面的知识；帮助患者放松；严格遵守作息时间；调整入睡和觉醒时间；对夜惊、梦魇的患儿要让儿童充分放松。 3. 社会方面 帮助患者正确认识睡眠障碍，了解发病原因，积极配合治疗。

（邵志梅）

第十五章　儿童及少年期精神障碍及其护理

学习目标	1. 熟记儿童孤独症、多动与注意缺陷障碍、抽动障碍、精神发育迟缓的护理措施。 2. 说出多动与注意缺陷障碍、抽动障碍的临床表现。 3. 识别儿童及少年期精神障碍的病因、发病机制。

儿童及少年期精神障碍通常指起病于儿童或青少年期，由各种原因引起的行为异常和精神障碍。儿童及少年正处在生长发育的重要阶段，其躯体和心理都在不断地成长变化，趋向成熟，容易受到遗传、环境、社会及教育等多种因素的影响，导致发育障碍、行为偏异或心理精神障碍。由于此期各类精神障碍往往表现不典型，易被忽视，尤其是幼年、儿童的精神障碍，如未能及时诊断和治疗，会影响下一阶段的精神健康，并可能继发其他精神障碍。因此儿童及少年期精神卫生问题，目前受到特别关注。提高对儿童及少年期精神障碍的认识、早期发现、及时治疗和护理具有十分重要的意义。

第一节　儿童孤独症及其护理

案例

某男，5岁。主诉：因孤僻、言语少，行为怪异3年多，于2011年5月10日来北京安定医院儿童精神科专科门诊就诊。患儿出生于知识分子家庭，父母从事技术工作，家庭和睦、富裕。患儿周岁时已会叫爸爸、妈妈，并能说出几个单词。而1岁后言语发展极为缓慢，对别人呼唤他的名字不做反应，对大人的吩咐不理睬，喜欢一个人独处，喜欢反复扭动手指。3岁去幼儿园，小朋友做游戏时，他则躲在墙角玩一块绒布。至今仍要大人喂饭，由大人料理其二便和日常生活。但其记忆力特别好，教他儿歌会在无意之中完整地唱出来；无论到哪里去，走一趟都会记得回来的路。最近，常独自玩木棍，晚上睡觉也要抱着木棍。精神检查：意识清晰，接触被动，问话不答，似没听见。语言刻板、重复，人称代词乱用，对医生、打针没有恐惧感，但对医生的触摸非常敏感，拒绝检查，智力检查不合作，行为动作多，孤独，不与外界往来，自娱自乐，其行为被干扰即发脾气。心理测验不合作。临床诊断：儿童孤独症。

一、概述

儿童孤独症（childhood autism），又称自闭症，是一种起病于婴幼儿期，以社会交往障碍、语言交流障碍、兴趣狭窄和刻板重复的行为方式为主要特征的心理发育障碍性疾病。多数患儿伴有不同程度的精神发育迟缓。

据国外报道，每万名 12 岁以下的儿童中，有 3 ～ 4 人患病。近年报道患病率有增高的趋势，男女比例为（3 ～ 5）∶1，但女性患儿的临床表现较为严重。起病年龄多在出生后 30 ～ 36 个月以内，少数起病于 3 岁以后。部分患儿可合并癫痫，长期预后不良。

知识链接

儿童孤独症的相关基因

美国北卡罗来纳大学的科学家发现了一个可能与儿童孤独症有关的基因，该基因产生的某种特殊变异可能影响脑的发育，使人患上儿童孤独症。他们研究了人体第 7 对染色体上一个名为 *WNT2* 的基因。研究人员对 135 名儿童孤独症患者和 160 名健康人进行检查，对比他们体内 *WNT2* 基因的变异情况。结果发现，除 2 名患者外，其余儿童孤独症患者的 *WNT2* 基因均有一个相同的特定变异。这一发现将有助于预测儿童患孤独症的可能性。不过，研究人员也表示，与儿童孤独症相关的基因可能多达十几个，仅仅发现这一个基因尚不具备太大的临床应用价值。

二、病因及发病机制

儿童孤独症的病因至今尚未阐明，可能与以下因素有关。

（一）遗传因素

目前研究表明，儿童孤独症与遗传因素有关，但遗传的方式尚不明确，尚不能确定临床广泛的表现型遗传基因与环境因素各自所产生的影响的程度。某些涉及遗传的综合征如苯丙酮尿症、脆性 X 综合征等遗传病均伴有儿童孤独症的症状。

（二）脑器质性因素

研究表明，脑器质性的损害与儿童孤独症的发病有关。该症患儿多见围生期损害史、神经系统软体征、脑电图异常及癫痫发作。在磁共振成像检查中发现儿童孤独症患者的小脑蚓部小叶发育不良、脑皮质异常等。

（三）免疫学因素

部分儿童孤独症患儿免疫功能降低，推测儿童孤独症可能与婴儿期或新生儿期受病毒感染，从而导致中枢神经系统受损有关。T 淋巴细胞、辅助 T 淋巴细胞和 B 淋巴细胞数量减少，T 淋巴细胞抑制性缺乏，自然杀伤细胞活性减低等。

（四）神经生化因素

儿童孤独症患儿可能有 5- 羟色胺（5-HT）、多巴胺（DA）等系统的异常，但目前尚无定论。有些学者发现，至少有 1/3 儿童孤独症患儿血浆中 5-HT 水平增高，但缺乏特异性。

三、临床表现

儿童孤独症患者的行为具有相当大的个体差异，并随发育阶段的不同而有不同的表现。

多数患儿早期症状在婴幼儿期就已经出现，至 12 ～ 30 个月症状明显。少数患儿出生后的前 12 个月症状极轻或完全正常，12 ～ 30 个月症状逐渐明显，且出现言语功能退化，词汇量逐渐减少，呈现出典型的儿童孤独症症状。儿童孤独症患者中 75% ～ 80% 伴有不同程度的智力低下。通常情况下，由于父母缺乏相关的知识，或平时观察不够密切，对患儿何时起病很难确定。总体而言，儿童孤独症一般在出生后 30 ～ 36 个月内起病，其临床表现如下：

（一）社会交往障碍

1．这是儿童孤独症临床表现的核心。患儿不能与人建立正常的人际关系。

2．儿童孤独症的特征习性表现在婴幼儿期就已经出现，表现为与他人无目光接触，缺乏眼和眼的对视与面部表情，不能用躯体姿势或手势来调节交往。

3．对亲人缺乏情感反应，分不清亲疏关系，不能与父母建立正常的依恋关系。缺乏相互性社会交往，不能与同龄儿童建立正常的伙伴关系，不参加集体活动。追踪报道显示，儿童孤独症患儿即使到了青春期后，仍然缺乏社交的技能，不能建立恋爱关系。

（二）语言交流障碍

语言交流障碍在儿童孤独症中表现得较为显著。

1．非语言交流障碍　多数患儿的语言运用能力低下，不会主动与人交流，言语缺乏声调、节奏的变化，缺乏手势或体态语言，常以哭或尖叫表示他们的不舒服或需求。

2．语言发育延迟或不发育　部分儿童孤独症患儿自幼缄默少语，其语言功能发育明显落后于同龄儿童，甚至不发育；另有部分患儿很少甚至完全不会使用语言进行正常的交流，仅能说出一些单词，或者虽然会讲简单的句子，但不会使用代词，语言单调平淡，缺乏抑扬顿挫。随着年龄的增大，语言功能逐渐减退，甚至全部丧失。

3．语言内容、形式的异常　患儿的语言功能即使存在，也存在许多问题。如患儿只会反复纠缠同一话题，而对别人的反应毫不在意。他们常常是“对”人说话，而不是“与”人说话，语言交流十分困难。刻板重复性语言或模仿语言也较多见。另外，患儿还可在语音、语调、语言节律等方面出现异常。

（三）兴趣狭窄和刻板重复的行为方式

1．兴趣狭窄和存在不寻常的依恋行为　对一般儿童不感兴趣、不作为玩具的物品表现出特殊的迷恋，如喜欢车轮、瓶盖等圆形的可旋转的东西，抱着木棍睡觉等。采用不适当的方法摆弄玩具，缺乏想象力和创造力。

2．不愿意改变生活习惯　儿童孤独症患儿对环境倾向于要求固定不变或有不正常反应，表现为每天要吃同样的饭菜，数年不变；出门一定走固定的某条路线；天天穿一样的鞋袜，如果有改变就会哭闹不安或拒绝。常有特殊的兴趣或迷恋，对一般儿童所喜欢的玩具、游戏缺乏兴趣，但对某些平素不是作为儿童玩具的物品及游戏活动却有特别的兴趣和迷恋，如对瓶盖、车轮、其他旋转的东西（如电风扇）、门锁等达到着迷的程度。常常表现为刻板重复的行为和特殊的动作姿势，如患儿可长时间地蹦跳、转圈走路、身体自行旋转、晃手、击掌等。

3．强迫性行为　有些患儿沉湎于某些特殊的、无太大意义的事情，如记忆天气预报、一些国家的首都等，常出现将手置于胸前凝视、来回踱步、旋转身体、弹弄手指、拍手等动作行为。

4．伴随症状　患儿多伴有感知觉障碍，对视觉、听觉刺激反应迟钝或过分敏感。出现注意力不集中、睡眠障碍等症状。

（四）认知和智能障碍

约有50%儿童孤独症患儿的智能处于中度和重度低下水平（智商低于49），约有25%为轻度低下水平（智商为50～60），还有25%可保持正常。个别患儿在智能低下情况下，可表现出在某一方面的特殊才能，如对数学、路线、地名、人名等的不寻常记忆力和日期推算及速算能力，即所谓的“白痴学者”。

考点：儿童孤独症的临床表现

四、治疗

目前儿童孤独症尚无特效治疗方法，采取综合治疗措施对多数患者都有所帮助。

（一）心理治疗

主要是针对其语言、行为缺陷及早进行教育训练，尤其是使其学会与人交往。其目的是促进患儿身体及心智的发展，提高社会化和交流沟通技巧，减少干扰其学习及训练的病理行为。

1．教育和行为疗法　教育和行为疗法是治疗儿童孤独症的主要方法。通过阳性强化的行为矫正治疗方法，根据患儿的行为缺陷进行治疗，促进患儿的正常发展。强调在医生的指导下进行个别化教育训练，提高患儿在交往、认知、生活自理等方面的能力。

2．家庭治疗　家庭治疗也很重要，以家庭为基础，指导患儿父母了解该病及孩子的发育情况，掌握科学教育方式，配合教育和行为疗法，以便建立正常的亲子关系。

（二）药物治疗

药物治疗可减少过度活动、刻板行为、攻击和自伤行为，改善与周围人的关系。目前尚无治疗儿童孤独症的特效药物，但一些药物可以起到对症治疗的目的，改善该症的部分症状。氟哌啶醇可控制多动、冲动和刻板行为。舒必利可改善孤僻、退缩，使言语增多，减轻烦躁，使患儿趋向活跃。碳酸锂适用于攻击行为和自伤行为。目前尚有报道，利培酮和奥氮平也可改善该症的部分症状。

儿童孤独症多在3岁以前缓慢起病，随着年龄的增长，有些症状逐步得到改善，对语言的理解和会话能力会有所提高。但总体来说，大部分预后较差，无法独立生活，需要长期照管。少数患儿智商高，语言发育好，症状轻者预后相对较好。如能早期进行有计划的医治和矫治教育，并能长期坚持，可取得较好的效果。

五、护理

（一）护理评估

1．健康史　询问患儿既往的健康状况，有无既往病史、药物过敏史等，是否较正常儿童易罹患某些疾病。由于患儿有语言障碍，主要靠客观观察、父母等人提供资料。

2．生理方面　评估患儿有无语言交流障碍或语言发育迟滞，评估生活自理能力有无障碍，躯体发育指标有无异常，有无躯体畸形和功能障碍，运动功能是否受限，运动的协调性如何，是否存在营养低于机体需要量的情况，有无感染性生理障碍等。

3．心理-社会方面　通过观察患儿的语言沟通能力、交往能力和生活自理能力来判断患儿的认知、情感、意志行为活动。有无焦虑、抑郁、恐惧、情绪不稳等异常情绪，有无注意力不集中，有无生活自理能力低下等，有无潜在的学习困难、自我控制能力低下等，评估家庭及社会支持系统等。

（二）护理诊断

1．生活自理能力缺陷　与认知受损、智能障碍有关。

2．语言沟通障碍　与语言发育不良、丧失语言能力等有关。

3．社交障碍　与发育障碍、患儿行为异常有关。

4．有受伤的危险　与认知障碍、行为冲动等有关。

5．知识缺乏　与父母角色缺如、性格孤僻等有关。

（三）护理目标

1．患儿的个人自理能力逐步提高。

2．患儿的语言沟通能力逐步提高，能理解和运用语言或表情、动作表达自己的需求和愿望。

3．患儿能控制其冲动行为，减少受伤的危险。

4．患儿的社交能力、学习能力逐步改善。

5．患儿的家庭功能改善。

（四）护理措施

1．安全与生理方面　保证患儿的环境安全。简化居室内不必要的物品，严禁存放危险物品，制止患儿做攀爬等存在安全隐患的一切活动，防止患儿因动作不协调而致伤。保证充足的睡眠，提供合理的营养。根据患儿的实际情况，协助或代替患儿料理个人生活，包括卫生、饮食等。督促患儿按时服药，观察药物疗效和不良反应。

2．心理方面　用耐心、关心、同情、包容的态度，取得患儿的信任与合作，并与患儿建立良好的护患关系。鼓励患儿参与集体活动，增加交谈。要求家长不要在他人面前训斥孩子，以免增加逆反心理。切忌把患儿关在家中与世隔绝。按医嘱进行心理治疗和行为疗法。

3．社会方面　各项主要社会功能的训练可根据患儿的具体情况具体制订。

（1）语言能力训练：①重视对语言障碍的早期矫正训练，学校和家庭要密切配合，在专业人员的指导下进行训练。应从呼吸训练、模仿口型及单词等最简单的训练开始，逐步过渡到复述句子、阅读文章等，要有耐心，不可操之过急。②创造一定的语言环境，把语言训练融入生活的每个环节，可利用看电视、听音乐、讲故事等让患儿感受语言，帮助他们将生活中的人和事与语言相联系，加强对语言的理解能力。③将语言训练融入到游戏中，选择患儿感兴趣的玩具，模仿说出实际物品的名称，开始进行单词训练，待能说出实物名称时可过渡到卡片，提高孩子学习语言的兴趣。

（2）社会交往能力训练：①教患儿在交流时注视对方的眼睛和脸，可以尝试用手轻轻地扶住患儿的头，追随他的目光，温和地呼唤患儿的名字，吸引他的注意。②利用游戏改善交往，让患儿在游戏中扮演不同角色，掌握各种角色的行为方式，学习和掌握各种社会规范，使他们逐步学会如何与他人交往，完成日常活动，为成年后的自立打好基础。在活动中，应充分了解患儿存在的缺陷，注意保护患儿的自尊心，多给予表扬和鼓励，尽量少批评、少惩罚。③提高语言交往能力，可利用情景或患儿提出要求时进行，反复训练，使患儿在想满足某种要求时，能够用语言来表达自己的愿望。还可以让患儿进行传话训练，传话开始宜短，之后逐渐延长，如此训练将使患儿能主动与他人建立关系，改善交往。④教会患儿理解肢体语言的含义，如点头、摇头分别表示同意及不同意。可利用实际动作或画片训练，示范后要求患儿模仿，使患儿理解身体动作及表情。

(3) 行为矫正训练：①儿童孤独症患儿不会用语言来表达要求，有时用尖叫和发脾气来表达他想要的东西或满足他的要求。对孩子的这种表现行为不要一味满足，应当不予理睬，将其放在另一个房间中以离开其他人，淡化其不良行为。当他安静时给予奖励和表扬。②少数儿童孤独症患儿有攻击行为，部分儿童有自伤行为，这些行为多数是情绪体验的表达方式。一些自伤行为令儿童愉快，对个体不造成大的伤害（如持续使劲地鼓掌、晃手等），则不需过分纠正，否则会加重情绪的躁动不安。对身体有害的行为则要以替代或转移注意力的方式制止。

(4) 生活技能训练：将每一种基本的生活技能分成许多小的动作单元，在训练过程中按照这些小的动作单元循序渐进，由简至繁地完成。在具体训练时要手把手地教患儿每一个动作，让患儿直接感受到每个动作的肌肉运动，以后逐步减少帮助，直至患儿独立完成。其中包括穿脱衣服、饮食、排便排尿习惯、洗手、洗脸等训练。另外，儿童孤独症患儿的智能发育有缺陷，在护理此类患儿时，应保证患儿的营养摄入及居住环境的安全。

4．健康教育　在教育训练工作中，家长是重要的环节。帮助患儿家长认识到疾病的性质，要求家长摆正心态，冷静而理智地接受孩子患病的现实，给孩子创造更多与外界空间接触的机会，使其逐步融入正常的社会生活。同时也不要过分宠爱孩子，以免强化不良行为的形成。给孩子提供一个亲密和睦、舒适安全的家庭环境，每天安排时间与孩子共同活动、游戏。树立信心，积极与专业人员配合，一起训练和教育孩子。

考点：儿童孤独症的护理措施

（五）护理评价

1．患儿能否用正确的语言与人沟通。

2．患儿是否学会日常生活料理，能否进行穿衣、如厕、洗漱等一些基本生活行为，是否学会代词的使用。

3．患儿的学习能力以及感觉运动功能是否有所改善。

4．患儿的社会适应能力是否有所改善。

5．能否确保患儿营养的均衡。

6．患儿的家庭功能是否改善。

第二节　多动与注意缺陷障碍及其护理

案例

某男，8岁，小学二年级学生。“因上课注意力不集中，成绩差”而就诊。主诉：患儿自幼精力充沛、活跃好动，6岁上小学，成绩良好。自小学二年级开始，成绩逐渐下降，后留级。患儿表现为上课小动作多，很难坚持10 min专心听讲，下课后喜欢打闹玩耍，不怕危险。作业常常忘记做，学习用品常丢三落四，做作业拖拖拉拉，边做边玩。情绪冲动，好发脾气，常跟同学打架，老师经常找家长谈话，家长为此常打骂患儿。

精神检查：患儿合作，接触良好，入座几分钟后开始翻动周边的物件，容易被周围事物吸引注意力，情绪不稳，易激惹。临床诊断：多动与注意缺陷障碍。

一、概述

多动与注意缺陷障碍（attention deficit and hyperactive disorder，ADHD）又称儿童多动症，是以明显的注意力集中困难、注意持续时间短暂、活动过度或冲动等为主要特征的一组综合征。发生于儿童时期，常伴有认知障碍、学习困难及品行障碍，智力正常或接近正常。国内调查显示，此病的患病率为 1.5% ~ 10%，国外报道儿童患病率为 3% ~ 5%，男童明显多于女童，性别比例为（4 ~ 9）：1。起病年龄多为 3 岁左右。

二、病因及发病机制

该病的病因与发病机制比较复杂，目前有许多病因学说，可能与以下因素有关：

（一）生物因素

1．遗传因素　家族调查、双生子研究、寄养子研究均提示儿童多动症具有家族遗传倾向，遗传度为 75% ~ 91%。单卵双生子多动症同病率为 80%，与患儿有血缘关系的亲属的患病率明显高于寄养亲属。分子遗传学研究表明，该障碍属于多基因遗传疾病，与儿茶酚胺系统相关基因多态性有关。

2．神经生化因素　神经生化研究认为本病患儿存在中枢神经递质代谢障碍和酶的异常，如多巴胺、去甲肾上腺素功能低下。

3．神经生理学因素　儿童多动症患儿脑电图异常率高，表现为慢波活动增加，提示患儿有中枢神经系统成熟延迟或大脑皮质觉醒不足。

4．神经解剖学因素　神经影像学研究提示，患儿大脑的某些区域有明显的异常，如前额叶、扣带回、纹状体、胼胝体。

5．脑器质性因素　母孕期、围生期以及出生后各种原因导致的轻微脑损伤，影响神经系统的功能，可能是患儿发生该障碍的原因，但脑损伤并不是唯一的或主要的致病因素。

（二）心理社会因素

家庭环境和教育的方式对诱发儿童多动症也有一定影响。家庭不和、经济过于贫穷、父母感情破裂、教育方式不当等，均可以增加儿童患病的危险性。

（三）其他因素

该病可能与锌、铁缺乏，血铅浓度增高有关。营养问题、食物过敏及某些食物添加剂，也可能会增加儿童患多动症的危险性。

三、临床表现

儿童多动症的主要临床表现为注意障碍、活动过度、冲动任性、情绪不稳及学习困难方面的障碍。

（一）注意障碍

注意障碍是儿童多动症的核心症状。表现为注意力不能集中或短暂，注意力易分散，易受无关的刺激的影响而分心，对各种刺激都会产生反应；不能专心听课，好发愣走神；做事有头无尾，常常一件事情未做完又去做另一件事情；常丢三落四，不注意细节，因粗心大意而常出错。常伴有学习困难、成绩低下的现象，但智力正常或接近正常。

（二）活动过度

患儿与同年龄、同性别大多数儿童相比，其活动度已大大超出与其发育相适应的水平。多数患儿从婴幼儿时期就表现活跃，常以跑代步或登高爬桌难以安宁，过分哭闹；进入小学后表现得更为突出，上课时小动作特别多，不能专心听讲，身体在座位上不停扭动，喜登高爬梯，翻箱倒柜，不知疲倦，一般难以安静地做事；进入青春期后，患者的小动作有所减少。

知识链接

儿童多动症必然活动过度吗?

一提起儿童多动症，很多家长就觉得儿童多动症的孩子应该顽皮好动、喜欢来回奔跑、经常做些小动作、情绪容易激动等，因为儿童多动症名称里有“多动”两字。然而最新观点认为，儿童多动症的核心问题是注意力不集中，多动是次要的。长期注意力不集中，会对孩子的生活、学习造成很大的影响，甚至会影响孩子以后的人际交往和健全人格的形成。因此必须警惕“不多动”的儿童多动症。

（三）冲动任性，情绪不稳

患儿缺乏自制力，做事不假思索，不顾后果，全凭冲动行事。特别容易被激惹，情绪不稳，哭笑无常，对不愉快的刺激常做出过分的反应。敷衍了事，经常打扰或干涉他人的活动，甚至会因冲动而给别人或自己造成伤害。情绪不稳，常出现过度兴奋。

（四）学习困难

多数患儿智力正常，但因存在空间知觉障碍、视听转换障碍等，常导致学习困难。经常把“6”读成或写成“9”，把“b”读成或写成“d”等。少数患儿表现出视 - 听或视 - 运动功能缺陷，临摹图画时，往往绘出的图形不完整。注意障碍、活动过度和认知障碍导致学习困难，学习成绩明显低于其智力应有的水平。

考点：儿童多动症的临床表现

四、治疗

（一）药物治疗

药物治疗儿童多动症，能够减少患儿的多动性、冲动性及攻击行为，并能够改善患儿的注意缺陷，降低活动水平，在一定程度上提高学习成绩。

中枢兴奋剂是治疗儿童多动症首选的药物。如哌甲酯（利他林）、匹莫林，但中枢兴奋剂仅限于 6 岁以上的患者使用。使用中枢兴奋剂治疗儿童多动症时，常可诱发或者加重抽动症状，停药后抽动症状可以消失。可采用中枢兴奋剂与抗精神病药结合的方式来治疗抽动症状严重或合并抽动秽语综合征的患者。在使用中枢兴奋剂无效的情况下，常选用三环类抗抑郁药，如丙米嗪、阿米替林等。

（二）综合治疗

对于儿童多动症的治疗，主要采用认知 - 行为疗法、心理疏泄治疗、教育指导及其他治疗相结合的方式综合治疗。

1．认知 - 行为疗法　利用操作性条件反射的原理，及时对患儿的行为予以正性或负性强化，使患儿学会适当的社交技能，用新的有效的行为来替代不恰当的行为模式。认知 - 行为疗法用于大龄患儿，可有意忽视其一些无伤大雅的动作，提供合理的治疗机会，允许分段完成作业或某一计划，应注意安静，尽量避免能吸引患儿注意力的刺激源。

2．心理疏泄治疗　对患儿采用正确的方法疏泄内心的不愉快，如引导其倾诉内心的不快，或在患儿需要集中注意力之前，进行跑步等疏泄精力的活动。

3．教育指导　需要家长、老师的密切配合，对患儿父母进行儿童心理卫生知识的辅导，避免对患儿歧视、惩罚或采取其他不正当的教育方法，调整家庭环境，改善家庭气氛，消除各种紧张因素，多采用表扬、鼓励的方式，使患儿提高学习的自觉性，并使患儿学会适当的社交技能。教师应加强对患儿的辅导和督促，减轻学业负担，纠正错误的教育方法。

4．其他治疗　儿童感觉统合训练治疗、脑电生物反馈治疗对患儿也有一定的治疗作用。

五、护理

（一）护理评估

1．健康史　询问患儿既往的健康状况，评估患儿有无造成神经发育障碍的围生期不良因素等。

2．生理方面　评估患儿是否食欲缺乏或贪食，评估患儿是否便秘、失眠，评估患儿是否精力过剩、体重下降等。

3．心理 - 社会方面　评估患儿的认知、情感、意志行为活动，评估患儿的家庭情况、父母关系，有无不良社会环境、家庭破裂、住房拥挤、经济困难、父母吸毒或酗酒，以及寄养家庭条件不良等。

4．辅助检查结果　评估血、尿、便常规，生化、心电图、脑电图等的检查结果。

（二）护理诊断

1．有暴力行为的危险　相关因素：对不愉快的刺激反应过度，冲动任性，易激惹，有破坏性行为等。

2．社交障碍　相关因素：多动，做事不顾及后果，情绪不稳。

3．生活自理能力缺陷　相关因素：活动过度，知觉障碍，注意障碍等。

4．潜在或现存亲子依恋改变的危险　相关因素：患儿由于行为改变不能有效地与父母沟通，与父母角色障碍伴焦虑情绪有关。

（三）护理目标

1．使患儿维持正常的营养状态，饮食摄入均衡。

2．改善患儿的注意障碍，延长主动注意维持的时间。

3．促进患儿思考，增强对其冲动行为的控制能力，不伤害他人或自己。

4．改善患儿的多动行为，改善其认知障碍，提高社交和学习能力。

5．减轻或消除患儿父母的角色冲突，改善患儿的家庭功能。

（四）护理措施

1．日常生活护理

（1）保持患儿的营养全面及摄入量，除了协助喂食外，可以固定餐桌进食。评估患儿的睡眠、排泄等生理需求和自理状况。

（2）对于年龄较小的或生活自理能力较差的患儿，需做好患儿的日常生活护理，如注意良好的卫生条件、定期洗澡等。

（3）保持安静、舒适的环境，注意室内温度、湿度及患儿保暖，防止并发症的发生。

（4）合理安排作息时间，使生活规律，保证充分的睡眠。从日常生活中的小事培养患儿专心的习惯，

（5）组织患儿参加一些需要耗费精力的活动，如登山、打球、跳高等，以消耗患儿多余的精力。

2．安全护理

（1）密切观察，严防病情变化而发生意外。

（2）确保环境安全，病室中的物品应简化，并严禁存放危险物品，防止患儿因精细协调动作笨拙或动作粗大而导致损伤。

（3）防止患儿由于社交障碍和冲动行为，而遭到他人的威胁与伤害。

3．心理护理

（1）与患儿建立良好的护患关系，对患儿应有爱心，提高其自尊心和价值感，争取家长和老师的主动配合。

（2）密切观察情绪变化，出现冲动征兆时要及时予以控制，必要时派专人进行护理，控制活动的区域，避免其接触危险物品。

（3）按医嘱进行心理治疗和行为疗法。儿童多动症患者通常缺乏恰当的社会交往技能，如不知怎样去发起、维持和结束人与人之间的交流过程。与同伴关系不良，对别人有攻击性语言和行为，自我控制力差等。还应注意发现其优点，创造机会让其发扬优点。

4．健康教育

（1）集体健康教育：将有相同问题的患儿集中在一起，充分发挥大家相互之间的积极的一面，相互促进和影响，而避免和化解消极方面的影响，训练患儿的人际沟通及应对技巧。

（2）家庭健康教育：父母的态度对儿童治疗的结果影响极大，指导父母和谐地与孩子相处，避免单纯的惩罚教育，指导患儿完成一定的家务劳动。向家长讲解儿童多动症的有关知识，消除家长对儿童多动症的误解和疑虑。教育家长要面对事实，要认识儿童多动症的孩子比一般正常儿童难管教，在培养、教育、指导和管理方面，要花费更多的精力和时间。还应从实际出发，不要提过高的要求，否则会给患儿造成心理压力。

（3）学校健康教育：平时与老师保持密切的联系，随时了解孩子在学校的情况，家长、老师及医护人员共同合作来帮助儿童多动症患儿。

考点：多动与注意缺陷障碍患儿的护理措施

（五）护理评价

1．生活自理能力是否提高。

2．能否控制冲动行为、改善认知和情感性精神障碍、不伤害自己和他人、改善社会交往。

3．患儿能否与护士建立起治疗性互动关系。

4．患儿家庭功能是否增强，家长是否掌握儿童多动症的有关知识，对疾病的认识态度

是否正确，是否掌握合理的教育方法。

第三节　抽动障碍及其护理

案例

某男，8岁，小学二年级学生。"因挤眼、耸肩，突然喊叫等"而就诊。主诉：患儿1年前无明显原因出现挤眼、耸肩、张嘴等症状，该症状间断出现，时好时坏。半年前症状日益频繁，并再次出现耸肩、缩腹等症状。近1年，患儿又出现频繁清嗓或突然喊叫等，症状每天出现，影响上学。患儿为此感到很苦恼，但无法自己控制。临床诊断：抽动障碍。

一、概述

抽动障碍（tic disorders），是指发生于儿童时期的身体任何部位的突发的、反复快速的、不自主的肌肉运动抽动和发声抽动，并伴有注意力不集中、多动、学习困难、强迫性动作和思维或其他行为障碍。抽动障碍包括短暂性抽动障碍、慢性运动障碍或发声抽动障碍、发声与多种运动联合抽动症（抽动秽语综合征）。所有形式的抽动可因应激、焦虑、疲劳、兴奋、发热、感冒等而加重，也可因放松、全身心投入某件事等而减轻，睡眠时消失。抽动障碍是不随意的，但患儿也可在短时间内控制抽动。

抽动障碍可不同程度地干扰患儿的认知功能和发育，影响其社会适应能力，甚至可迁延致残。其发病率为0.1%～0.5%，男孩多于女孩，男女比例为（3～4）：1。起病的平均年龄在7岁左右。

二、病因及发病机制

抽动障碍的病因尚未完全明确，该障碍的病因较复杂，可能与以下因素有关。

1．遗传因素　调查资料表明，抽动障碍与遗传因素有关，一般认为遗传方式可能是常染色体显性遗传或多基因遗传。不少病例是散发性发作，至少有30%的病例有家族史，单卵双生者的同病率为75%～95%，双卵双生者的同病率为8%～23%。

2．心理社会因素　儿童在家庭、学校、社会受到各种心理因素，以及生活中的重大事件，如精神过度紧张、学习压力大、在幼儿园或学校受到批评、在家中受到责备、家庭气氛不和睦、父母观点不一致、不良刺激等的影响，均可诱发抽动障碍。

3．神经生化因素　研究结果显示抽动障碍发生时，大脑内纹状体内多巴胺能神经递质活动过度或突触后多巴胺受体超敏；5-羟色胺代谢失调；乙酰胆碱与多巴胺系统失衡等。

4．脑器质性因素　抽动障碍的发生可能与围生期损伤有关，有50%～60%的患儿出现非特异性脑电图异常，脑电图慢棘波增加。部分患儿存在头颅CT检查异常。

5．其他因素　儿童若长期服用匹莫林、哌甲酯等中枢兴奋剂，感染疾病等，可诱发抽动障碍。

三、临床表现及分型

（一）短暂性抽动障碍

短暂性抽动障碍（transient tic disorders）又称抽动症，是儿童时期最常见的一种抽动类型。主要表现为不自主的眨眼、皱眉、吸鼻、张嘴、摇头、耸肩、甩手等运动抽动症状；少数病例表现为单纯反复的清嗓、咳嗽或发出“哼”、“哈”的声音等发声抽动症状。起病于学龄早期，在 4 ～ 7 岁儿童最常见，男孩多见，病程常持续数月至 1 年。

（二）慢性运动障碍或发声抽动障碍

慢性运动或发声抽动障碍（chronic motor or vocal tic disorder）符合抽动障碍的一般标准，具有运动或发声抽动，但两者不同时出现，一般运动抽动较发声抽动多见；抽动部位可以是单一的，也可是多部位的，一般以眼、面部肌肉抽动多见；慢性发声抽动也较常见，且症状相对不变，持续 1 年以上。

（三）抽动秽语综合征

抽动秽语综合征（Gilles de la Tourette syndrome）又称 Tourette 综合征，是一类严重的、症状复杂多样的类型，属于慢性神经精神障碍。临床表现为多部位、形式多种多样的运动抽动，常从眼、面部开始，逐步发展到肢体，以至全身多部位肌肉抽动。发声抽动和运动抽动同时存在。可表现为简单性运动抽动如眨眼、挤眉、眼球转动、做怪相、伸舌、转头、耸肩、挺腹、吸气等；或表现为复杂性运动抽动，如呈冲动性地触摸别人或周围的物品、跺脚、走路回旋、下蹲、跪地或反复出现一系列连续无意义的动作。大多数病例同时出现或先后出现发声抽动，表现为简单性发声如清嗓、咳嗽、鼻吸气声、“哼”声或吠叫等。

抽动秽语综合征常伴有注意力不集中、强迫症状、多动、攻击性行为、自伤行为、情绪改变或学习困难等，因而更加重患儿的心理困扰和社会适应能力。该病病程一般呈缓慢进展，症状可起伏波动，严重程度不等，但患儿的智力多数属于正常，具有一定的自知力。

考点：抽动障碍的临床表现

四、治疗

1．支持性心理治疗　多数患儿有不同程度的情绪和行为障碍，支持性心理治疗是主要的治疗方法。主要是通过对患儿进行支持性心理咨询、对家长进行支持性指导和对患儿进行行为疗法三个方面，帮助患儿消除心理困扰，减少紧张、焦虑和抑郁情绪，在医生、家长和教师三者配合下，鼓励患儿建立信心，进行自我锻炼，合理安排作息时间，避免过度劳累，提高适应能力。

2．改善周围环境，消除紧张因素　对于患病较轻的患儿，可向家属及患儿解释病情，说明部分患儿的症状可消失，消除由于父母过分关心而造成的强化。适当安排患儿合理的作息时间和活动，避免其过度兴奋和紧张疲劳。

3．药物治疗　单纯短暂的抽动障碍可以不用药物治疗，可自行缓解。较重的慢性运动或发声抽动障碍的患儿，则必须选用对症药物治疗。常用的药物包括氟哌啶醇、匹莫齐特、硫必利和可乐定等。其中，氟哌啶醇为首选药物，控制抽动障碍的效果明显。药物治疗要从小剂量开始，逐渐缓慢加量，采用最小剂量和个体化原则。

考点： 抽动障碍的治疗

五、护理

（一）护理评估

1．健康史　评估患儿是否足月顺产，母孕期有无异常，患儿既往的健康状况，有无既往病史、药物过敏史、遗传史等，是否较正常儿童易罹患某些疾病。

2．生理方面　评估患儿的生命体征、营养状况、肢体外伤情况、自理能力等，有无躯体疾病，特别是神经系统症状与体征。

3．心理-社会方面　评估患儿有无焦虑、抑郁、恐惧、情绪不稳等情绪障碍，注意力是否集中，有无行为异常及不自主的抽动、秽语等，评估患儿所处的家庭环境、父母对患儿的态度等，评估患儿有无社会适应困难，与患儿交谈能否顺利进行等。

（二）护理诊断

1．有暴力行为和自伤的危险　与不能自控的自伤性、易激惹性有关。

2．有感染的危险　与带有自伤性的抽动行为有关。

3．社交孤立　与智力低下、发育障碍、抽动行为、秽语行为影响患儿与他人交往有关。

4．焦虑　与认知缺陷和神经系统发育障碍有关。

（三）护理目标

1．使患儿能控制其冲动行为，减少受伤的危险。

2．学会控制多动，改善认知和情绪障碍。

3．提高患儿集中注意的能力，延长主动注意维持的时间。

4．改善患儿的学习能力、社交能力和生活自理能力。

5．改善患儿的家庭功能，减轻或消除父母与患儿的角色冲突。

（四）护理措施

1．安全和日常生活方面　帮助患儿安排好作息时间，要有适宜的活动、娱乐和休息时间，让患儿在轻松、和睦的环境中生活和学习，避免过度疲劳和紧张而加重抽动。注意患儿的营养状况，给予高蛋白、高维生素、易消化的饮食，保证进食量和水的摄入量，提高机体抵抗力。严密观察有自伤行为的患儿，掌握其自伤行为的特点，及时发现，及时制止，必要时请专人护理。根据患儿的实际情况，协助或代替患儿料理个人生活，包括卫生、睡眠等。

2．心理方面　与患儿建立良好的护患关系，消除其自卑感，帮助患儿分析其产生自卑的原因，使患儿认识到自卑的根源。尊重患儿，热情主动地与他们接触，并努力争取家长和教师的配合，解除患儿的精神压力。切忌将患儿独自关闭在家中与社会隔绝。

3．健康教育　向周围人做好宣教工作，对患儿的抽动行为要有正确的认识和理解，不要激惹患儿。做好患儿的健康教育工作，使他们正确地认识该疾病，并鼓励其树立战胜疾病的信心，增强自我控制的意识。给予家属有关疾病知识的宣传，注意对患儿的态度和教育方法的改善，避免不良刺激，避免引起患儿紧张，促进患儿逐渐从心理困扰中解脱出来。

考点： 抽动障碍患儿的护理措施

（五）护理评价

1．患儿的个人生活自理能力是否逐步改善，能否满足基本的生理需求。

2．有无自伤现象的发生。

3．语言功能是否改善。

4．家庭功能、父母的角色冲突是否改善。

第四节　精神发育迟缓及其护理

案例

某男，6岁，从小就和其他孩子不一样。8个月时妈妈要抱他，他不会伸手做出期待被抱的姿势。妈妈抱起他后，他总是往后仰以躲避妈妈的亲吻。妈妈对他微笑，他却很不自在地把眼光闪开。1岁时喜欢独处，目光凝视，独自微笑；2岁时上托儿所后喜欢走来走去，不服从老师的管教，不和其他小朋友玩耍；3岁后，他不肯主动与人接近，也不喜欢别人接近他。常喃喃自语，听不懂他在说什么。偶尔开口，也是"你"、"我"不分，特别喜欢旋转的玩具，如陀螺、瓶盖等，不许任何人碰。学龄前儿童韦氏智力测验智商为70。临床诊断：精神发育迟缓。

一、概述

精神发育迟缓（mental retardation，MR）是一组起病于中枢神经系统发育成熟之前（18岁以前），以智力发育低下和社会适应困难为临床特征的心理发育障碍。该疾病可以单独出现，也可以与其他精神或躯体疾病并存。

精神发育迟缓是发育障碍性疾病中最常见的一种，是导致人类残疾的重要原因。1985年，世界卫生组织统计显示，轻度精神发育迟缓的患病率为0.3%，中度精神发育迟缓的患病率为0.4%。农村及不发达地区患病率高于城市，智力水平与社会经济状况呈正相关。

二、病因及发病机制

精神发育迟缓的病因非常复杂，从胎儿到18岁之间影响中枢神经系统发育的因素都可导致精神发育迟缓。

（一）生物因素

精神发育迟缓多数以生物因素为主，约半数患者能发现明确的生物学病因，且多是中度以上智力损害者。主要包括：

1．产前因素

（1）遗传因素：染色体异常、单基因遗传病和多基因遗传病。

（2）妊娠期有害因素：病毒感染、药物及化学毒素、射线、孕母长期焦虑及抑郁等。

2．产中因素　出生时胎儿窒息缺氧、产伤致颅脑外伤、宫内窘迫等。

3．产后因素　中枢神经系统感染、严重颅脑外伤、代谢性或中毒性疾病、严重营养不良、甲状腺功能减退等。

（二）社会因素

缺少亲情、照顾，被虐待，贫穷与营养不良等，儿童早年与社会严重隔离，缺乏良性环境刺激等，都可能导致不同程度的精神发育迟缓。

三、临床表现

精神发育迟缓的主要临床表现为不同程度的智力低下和社会适应困难。世界卫生组织根据智商（intelligence quotient，IQ）水平，将精神发育迟缓分为以下四个等级，各级临床表现如下：

（一）轻度精神发育迟缓

智商范围为 50 ～ 60，成年后可达到 9 ～ 12 岁的心理年龄，占此病患者的 85%。在婴儿期即可表现出智力发育较同龄儿童差，上小学以后学习困难，经常成绩不及格或者留级，最终勉强完成小学学业。能进行日常的语言交流，但对语言的理解和使用能力差。通过职业训练只能从事简单的非技术性工作，可学会一定的谋生技能和家务劳动。

（二）中度精神发育迟缓

智商范围为 35 ～ 49，成年后可达到 6 ～ 9 岁的心理年龄，占此病患者的 10%。从幼年开始智力和运动发育都明显比正常儿童迟缓，语言发育差，表现为发音含糊不清，虽然能掌握日常生活用语，但词汇贫乏以至不能完整表达意思。计算能力为个位数加、减水平。不能适应普通小学的学习水平。能够完成简单劳动，但质量差、效率低。在指导和帮助下可学会自理简单生活。

（三）重度精神发育迟缓

智商范围为 20 ～ 34，成年以后可达到 3 ～ 6 岁的心理年龄，占此病患者的 3% ～ 4%。出生后即可出现明显的发育迟缓，经过训练最终能学会简单语句，但不能进行有效的语言交流。不会计数，不能学习，不能劳动，日常生活需人照料，无社会行为能力。可同时伴随显著的运动损害或脑部症状。

（四）极重度精神发育迟缓

智商低于 20，成年后可达 3 岁以下的心理年龄，占此病患者的 1% ～ 2%。患儿完全没有语言能力，对危险不会躲避，不认识亲人及周围环境，以原始性的情绪（哭闹、尖叫等）表达需求，生活不能自理，二便失禁。常合并严重的脑部损坏，伴有躯体畸形。部分可能伴随一些精神症状，有的同时存在一些躯体疾病的症状和体征。

四、治疗及预防

精神发育迟缓的治疗原则是早发现、早治疗、早诊断、早干预，以教育训练为主、药物治疗为辅等综合措施促进患儿智力和社会适应能力的发展。

（一）教育训练

教育训练的目标应随患儿病情的严重程度的不同而有所不同。对于少数病情较轻者，儿童时期应注重学会一定的读、写、计算技能，并学会生活自理、日常家务等；青春期应注重职业培训，使患儿学会一定的职业技能，以达到成年期自食其力的目的。对于中度患儿，重点在于生活自理能力的培养，使患儿学会生活自理或部分生活自理。对于重度或极重度患儿，虽然患儿很难真正接受教育训练，但仍应长期训练，使患儿学会自行进食和养成简单的卫生习惯。

（二）病因治疗

对于少数病因明确者，如半乳糖血症、先天性甲状腺功能减退等，应及早进行病因治疗，防止或减轻对患儿智力的损害。

（三）对症治疗

对伴有其他精神症状的患儿，可采用小剂量、短疗程，应用药物对症治疗；对伴有感觉和运动障碍的患儿，应加强康复训练，促进其功能的恢复。

（四）药物治疗

吡拉西坦、脑氨肽、脑蛋白水解物等药物均可以促进和改善患儿脑细胞功能，改善患儿的智力。大多数患儿无特异性的药物治疗方法，改善脑代谢药的疗效有限。

（五）预防

该病一旦发生，患儿智力损害将伴随终生，因此，预防发病尤为重要。

1．禁止近亲结婚，把好优生关。

2．加强孕期保健，注意营养，防止有害化学物质的影响。

3．注意围生期的保健，防产伤，防感染等。

4．做好优育、优教工作，合理喂养，加强护理，及早对婴幼儿进行语言及智力开发，培养良好的学习习惯。

5．做好高危儿童的监护工作，进行追踪观察，定期检查，一旦发现问题，进行早期干预。

考点：精神发育迟缓的治疗和预防

五、护理

（一）护理评估

1．健康史　评估患儿既往的健康状况、既往病史、药物过敏史、遗传史等，是否较正常儿童易罹患某些疾病。

2．生理方面　评估患儿有无躯体畸形或缺陷、生活自理能力、营养状况等。

3．心理-社会方面　评估患儿情绪的稳定性、表达能力、控制力等，有无感知觉、思维、认知、意志行为方面的障碍，评估患儿所处的家庭环境，有无现存的或潜在的家庭矛盾和危机，家属对疾病有无不正确的认知和偏见等，评估患儿有无社会适应困难等。

（二）护理诊断

1．语言沟通障碍　与言语发育障碍有关。

2．有受伤的危险　与认知低下有关。

3．社交孤立　与行为孤立退缩、言语发育障碍有关。

4．有暴力行为的危险　与情感性精神障碍、自伤行为有关。

（三）护理目标

1．使患儿能维持正常的营养状态，体重维持在正常的范围。

2．使患儿的生活自理能力逐步改善。

3．提高患儿的社交和学习的能力。

4．防止患儿发生受伤现象和暴力行为。

5．改善患儿的家庭功能，减轻或消除父母与患儿的角色冲突。

（四）护理措施

教育训练对精神发育迟缓的患儿来说具有重大的现实意义，教育的范围涉及家庭、学校及社会等，应设立专门的机构，由专业人员指导患儿进行专门的训练。

1．安全与日常生活方面　进行适当的营养、排泄、睡眠等生活上的照顾，根据患儿精神发育迟缓的严重程度不同，选择有效的护理措施，协助或替代患儿料理个人生活，督促患儿养成良好的生活习惯，保证患儿居住环境的安全，密切观察患儿的病情变化，防止延误治疗，对于不能正确描述身体不适的患儿更应注意观察。

2．心理与社会方面

（1）建立良好的护患关系，对患儿要有强烈的爱心和同情心，取得患儿的信任。

（2）做好家属的工作，了解家长对患儿的态度、教育方式等，给予合理指导。教育家长开展早期教育，从符合患儿智力水平的基础开始，不能要求过高。

（3）社会功能的护理：需要学校及家长协助配合，及早对精神发育迟缓的儿童进行训练，包括基本生活技能的训练、语言功能的训练、劳动技能的训练以及道德品质的教育等。

3．健康教育　着重加强对家长和教师的宣传教育，使他们真正认识疾病的特征和可能的预后，从患儿的实际水平出发，对患儿多给予肯定、鼓励和表扬，提高患儿的信心，切忌操之过急或歧视打骂等。同时，应注意宣传该病的预防知识，如产前诊断、围生期的保健等。

（五）护理评价

1．患儿的个人生活自理能力是否改善。

2．有无自伤现象的发生。

3．营养状况是否改善。

4．语言功能是否改善。

5．家庭功能、父母的角色冲突是否改善。

小结

儿童孤独症

一、概念

儿童孤独症又称自闭症，是一种起病于婴幼儿期，以社会交往障碍、语言交流障碍、兴趣狭窄和刻板重复的行为方式为主要特征的心理发育障碍性疾病。多数患儿伴有不同程度的精神发育迟缓。

二、临床表现

1. 社会交往障碍　是儿童孤独症临床表现的核心。其特征习性表现在婴幼儿期就已经出现，表现为与他人无目光接触，缺乏眼和眼的对视与面部表情，不能用躯体姿势或手势来调节交往。对亲人缺乏情感反应，分不清亲疏关系，不能与父母建立正常的依恋关系

2. 语言交流障碍　在儿童孤独症中表现较为显著。主要包括非语言交流障碍、语言发育延迟或不发育和语言内容及形式的异常。

3. 兴趣狭窄和刻板重复的行为方式　主要包括兴趣狭窄和存在不寻常的依恋行为、不愿意改变生活习惯、强迫性行为及感知觉障碍、睡眠障碍等伴随症状。

4. 认知和智能障碍　约有50%儿童孤独症患儿的智能处于中度和重

小结

度低下水平（IQ低于49），约有25%为轻度低下水平（IQ为50～60），还有25%可保持正常。

三、治疗

1. 心理治疗　主要是针对其行为缺陷及早进行教育训练，尤其是学会与人交往。包括教育和行为疗法及家庭治疗。其中，教育和行为疗法是儿童孤独症的主要治疗方法。

2. 药物治疗　药物治疗可减少过度活动、刻板重复行为、攻击和自伤行为，改善与周围人的关系。目前尚无治疗儿童孤独症的特效药物。

多动与注意缺陷障碍

一、概念

多动与注意缺陷障碍是以明显的注意力集中困难、注意持续时间短暂、活动过度或冲动等为主要特征的一组综合征。

二、临床表现

1. 注意障碍是儿童多动症的核心症状。

2. 活动过度，患儿与同年龄、同性别大多数儿童相比，其活动度已大大超出与其发育相适应的水平。

3. 冲动任性，患儿缺乏自制力，做事不假思索，不顾后果，全凭冲动行事。情绪不稳，常出现过度兴奋。

4. 学习困难，多数患儿智力正常，但因存在空间知觉障碍、视听转换障碍等，常导致学习困难。

三、治疗

1. 药物治疗　中枢兴奋剂是治疗儿童多动症的首选药物，但中枢兴奋剂仅限于6岁以上的患者使用。在使用中枢兴奋剂无效的情况下，常选用三环类抗抑郁药，如丙米嗪、氯米帕明（氯丙咪嗪）、阿米替林等。

2. 综合治疗　主要采用认知-行为疗法、心理疏泄治疗、教育指导及其他治疗相结合的综合治疗方法。

抽动障碍

一、概念

抽动障碍是指发生于儿童时期的身体任何部位突发的、反复快速的、不自主的肌肉运动抽动和发声抽动，并伴有注意力不集中、多动、学习困难、强迫性动作和思维或其他行为障碍。

二、临床表现

1. 短暂性抽动障碍　是儿童时期最常见的一种抽动类型。主要表现为运动抽动症状，少数病例表现为发声抽动症状。起病于学龄早期，在4～7岁儿童最常见，男孩多见，病程常持续数月至1年。

2. 慢性抽动障碍或发声抽动障碍　一般运动抽动较发声抽动多见；抽动部位一般以眼、面部肌肉为多见；慢性发声抽动也较常见，且症状相

小结	对不变，持续1年以上。 3. 抽动秽语综合征　是一类严重的、症状复杂多样的类型，属于慢性神经精神障碍，临床表现为多部位、形式多种多样的运动抽动，常从眼、面开始，逐步发展到肢体，以至全身多部位肌肉抽动。发声抽动和运动抽动同时存在。 三、治疗 1. 支持性心理治疗　是主要的治疗方法，主要是对患儿进行支持性心理咨询、对家长进行支持性指导和对患儿进行行为疗法三个方面。 2. 改善周围环境，消除紧张因素。 3. 药物治疗　单纯短暂的抽动症可以不用药物治疗，自行缓解。较重的慢性运动或发声抽动症的患儿，则必须选用对症药物治疗。常用的药物包括氟哌啶醇、匹莫齐特、硫比利和可乐定等。 **精神发育迟缓** 一、概念 精神发育迟缓是一组起病于中枢神经系统发育成熟之前（18岁以前），以智力发育低下和社会适应困难为临床特征的心理发育障碍。 二、临床表现 世界卫生组织根据智商将精神发育迟缓分为以下四个等级：轻度、中度、重度、极重度。 1. 轻度　智商范围为50～60，成年后可达到9～12岁的心理年龄，占85%。 2. 中度　智商范围为35～49，成年后可达到6～9岁的心理年龄，占10%。 3. 重度　智商范围为20～34，成年以后可达到3～6岁的心理年龄，占3%～4%。 4. 极重度　智商低于20，成年后可达3岁以下的心理年龄，占1%～2%。 三、治疗 ①教育训练。②病因治疗。③对症治疗。④药物治疗。⑤预防。 **儿童及少年期精神障碍的护理** 一、护理评估 1. 健康史　既往的健康状况、既往病史、药物过敏史，由于患儿有语言障碍，主要靠客观观察、父母等人提供资料。 2. 生理方面　躯体发育指标有无异常，有无躯体畸形和功能障碍，有无感染性疾病，有无语言交流障碍或语言发育迟缓，生活自理能力有无障碍等。

小结	
小 结	3. 心理-社会方面　有无焦虑、抑郁、恐惧、情绪不稳等异常情绪，有无注意力不集中，有无行为异常及不自主的抽动、秽语，有无生活自理能力低下等，有无潜在的学习困难、自我控制能力低下等，评估家庭及社会支持系统等。 二、护理措施 1. 安全与生理方面　保证患儿的环境安全，防止患儿因动作不协调而致伤。协助或代替患儿料理个人生活。督促患儿按时服药，观察药物疗效和不良反应。 2. 心理方面　与患儿建立良好的护患关系，鼓励患儿参与集体活动。增加交谈，按医嘱进行心理治疗和行为疗法。切忌将患儿独自关闭在家中与社会隔绝。教育家长开展早期教育，不能要求过高。需要学校及家长协助配合，及早对精神发育迟缓的儿童进行训练。 3. 社会功能训练　社会功能训练是治疗儿童孤独症的重要方法之一，可根据患儿的具体情况具体制订。 4. 健康教育　在教育训练工作中，家长是重要的环节，积极与专业人员配合，一起训练和教育孩子。

（苏晓云）

《精神科护理学》课程教学大纲

一、课程定位和作用

《精神科护理学》课程是护理专业的主要课程。该课程以精神科常见疾病护理为主线，根据医院护理工作岗位对护士知识、能力和素质的要求设计课程教学内容。在进行理论教学的同时，更注重基本理论和方法的实用性、实践性和职业性的教学，学生通过学习精神科护理学的基本理论和技能，能对精神障碍患者实施整体护理，还能够对综合医院躯体疾病和身心疾病患者实施精神护理和精神症状的护理，因此《精神科护理学》在护理专业的各专科护理中起着相互渗透和穿插的作用。

二、课程的性质和任务

精神科护理学是对精神障碍患者实施科学护理以及帮助健康人保持精神健康和防止精神障碍的一门学科。它是建立在基础护理学基础上的一门专科护理学，以护理学的理论原则为基础，从生物、心理、社会等方面研究和帮助精神障碍患者恢复健康。本课程的任务是培养学生对人的正常和异常精神活动的认识和区别能力，并应用护理程序，以患者为中心，围绕患者的个体、家庭、社区情况，对患者实施整体护理，帮助患者形成正常的思维模式和健康的行为模式，增强适应社会的能力，从而促进患者的全面康复。

三、课程目标

（一）认知目标

1．熟悉精神科护理的基本概念、工作特点、工作内容。

2．熟练掌握精神障碍的各种症状表现。

3．学会与精神障碍患者的沟通和护理观察。

4．了解各种常见精神障碍的病因和发病机制。

5．熟练掌握各种常见精神障碍的临床表现和分型。

6．能够说出常见精神障碍的治疗方法。

7．熟练掌握各种精神障碍的护理评估、护理措施。

8．能够熟练运用各种精神障碍的护理措施。

（二）能力目标

1．能够正确识别和评价个体正常和异常的精神活动。

2．会识别常见精神障碍的各种症状。

3．能够运用护理程序，对精神障碍患者实施以患者为中心的整体护理。

4．能够识别精神障碍患者的各种危机状态，并给予防范和护理。

5．能够对患者及家属和健康人群进行精神卫生宣教。

（三）素质目标

1. 热爱精神科护理工作，理解和关爱精神障碍患者，具有良好的职业道德素养。

2. 认同精神科护理的责任和利他性，有强烈的责任感，愿意奉献、关怀和帮助他人。

3. 培养热爱科学、勇于创新的态度以及分析问题和解决问题的能力。

四、教学内容和教学要求

教学内容	教学要求					
	认知			能力		
	了解	熟悉	掌握	学会	掌握	熟练运用
第一章　绪论						
第一节　精神科护理学发展简史、发展趋势		√				
第二节　精神科护理学的基本概念						
一、精神		√				
二、精神卫生		√				
三、精神障碍		√				
四、精神医学		√				
五、精神科护理学		√				
第三节　精神科护理的工作任务、工作内容及特点						
一、工作任务		√				
二、工作内容及特点		√				
第四节　精神科护士的角色及素质						
一、角色功能	√					
二、素质要求	√					
第二章　精神障碍的基本知识						
第一节　精神障碍的病因学						
一、生物因素		√				
二、心理因素		√				
三、社会因素		√				
第二节　精神障碍的诊断分类	√					
第三节　常见的精神症状						
一、认知过程障碍			√			
二、情绪、情感过程障碍			√			
三、意志行为过程障碍			√			
四、意识障碍			√			
第三章　精神科护理的基本技能						
第一节　与精神障碍患者的接触和沟通						
一、基本要求				√		
二、基本技能				√		

续表

教学内容	教学要求					
	认知			能力		
	了解	熟悉	掌握	学会	掌握	熟练运用
第二节　对精神障碍患者的观察和记录						
一、病情观察				√		
二、护理记录				√		
第三节　对精神障碍患者的管理						
一、管理	√					
二、护理分级管理	√					
第四节　精神科的基础护理						
一、安全护理					√	
二、饮食护理					√	
三、睡眠护理					√	
四、日常生活护理					√	
五、给药护理					√	
第四章　精神科危机状态的防范与护理						
第一节　暴力行为的防范与护理						
一、防范						√
二、护理措施						√
第二节　自杀行为的防范与护理						
一、防范						√
二、护理措施						√
第三节　出走行为的防范与护理						
一、防范						√
二、护理措施						√
第四节　噎食的防范与护理						
一、防范						√
二、护理措施						√
第五章　精神障碍患者治疗过程的护理						
第一节　精神药物治疗						
一、抗精神病药			√			
二、抗抑郁药			√			
三、心境稳定剂			√			
四、抗焦虑药			√			
第二节　精神障碍患者药物治疗的护理						
一、护理评估					√	
二、护理诊断	√					
三、护理目标	√					
四、护理措施						√
五、护理评价	√					
第三节　电休克治疗的护理						
一、概念						

续表

教学内容	教学要求					
	认知			能力		
	了解	熟悉	掌握	学会	掌握	熟练运用
二、适应证			✓			
三、禁忌证			✓			
四、治疗方法	✓					
五、不良反应		✓				
六、治疗过程的护理	✓					
第四节　其他治疗的护理						
一、心理治疗的护理						✓
二、康复治疗的护理	✓					
第六章　器质性精神障碍及其护理						
第一节　器质性精神障碍						
常见器质性综合征		✓				
第二节　脑器质性精神障碍及其护理						
一、阿尔茨海默病			✓			
二、血管性痴呆		✓				
三、其他脑器质性疾病所致精神障碍	✓					
第三节　躯体疾病所致精神障碍及其护理						
一、概述	✓					
二、常见躯体疾病所致精神障碍	✓					
第四节　器质性精神障碍患者的护理						
一、护理评估					✓	
二、护理诊断	✓					
三、护理目标	✓					
四、护理措施						✓
五、护理评价	✓					
第七章　精神活性物质所致精神障碍及其护理						
第一节　精神活性物质所致精神障碍						
一、基本概念		✓				
二、精神活性物质的分类	✓					
三、病因及发病机制	✓					
四、酒精所致精神障碍			✓			
五、阿片类物质所致精神障碍		✓				
第二节　精神活性物质所致精神障碍患者的护理						
一、护理评估					✓	
二、护理诊断	✓					
三、护理目标	✓					
四、护理措施						✓
五、护理评价	✓					

续表

教学内容	教学要求					
	认知			能力		
	了解	熟悉	掌握	学会	掌握	熟练运用
第八章　精神分裂症及其护理						
第一节　精神分裂症						
一、概述				✓		
二、病因及发病机制	✓					
三、临床表现及分型	✓					
四、治疗					✓	
第二节　精神分裂症患者的护理						
一、护理评估			✓			
二、护理诊断	✓					
三、护理目标	✓					
四、护理措施						✓
五、护理评价	✓					
第九章　心境障碍及其护理						
第一节　心境障碍						
一、概述	✓					
二、病因及发病机制	✓					
三、临床表现及分型			✓			
四、治疗				✓		
第二节　心境障碍患者的护理						
一、抑郁发作患者的护理						✓
二、躁狂发作患者的护理						✓
第十章　神经症及其护理						
第一节　神经症						
一、概述	✓					
二、病因及发病机制			✓			
三、共同特点			✓			
四、临床表现及分型			✓			
五、治疗				✓		
第二节　神经症患者的护理						
一、护理评估					✓	
二、护理诊断	✓					
三、护理目标	✓					
四、护理措施						✓
五、护理评价	✓					
第十一章　癔症及其护理						
第一节　癔症						
一、概述	✓					
二、病因及发病机制	✓					

续表

教学内容	教学要求					
	认知			能力		
	了解	熟悉	掌握	学会	掌握	熟练运用
三、临床表现及分型			√			
四、治疗				√		
第二节　癔症患者的护理						
一、护理评估					√	
二、护理诊断	√					
三、护理目标	√					
四、护理措施						√
五、护理评价	√					
第十二章　应激相关障碍及其护理						
第一节　应激相关障碍						
一、概述	√					
二、病因及发病机制	√					
三、临床表现及分型			√			
四、治疗				√		
第二节　应激相关障碍患者的护理						
一、护理评估						√
二、护理诊断	√					
三、护理目标	√					
四、护理措施						√
五、护理评价	√					
第十三章　人格障碍及其护理						
第一节　人格障碍						
一、概述	√					
二、病因及发病机制	√					
三、共同特征及分型			√			
四、治疗				√		
第二节　人格障碍患者的护理						
一、护理评估						√
二、护理诊断	√					
三、护理目标	√					
四、护理措施						√
五、护理评价	√					
第十四章　心理因素相关生理障碍及其护理						
第一节　进食障碍及其护理						
一、概述	√					
二、病因及发病机制	√					
三、临床表现及分型			√			

续表

教学内容	教学要求					
	认知			能力		
	了解	熟悉	掌握	学会	掌握	熟练运用
四、治疗					√	
五、护理						√
第二节　睡眠障碍及其护理						
一、概述	√					
二、病因及发病机制	√					
三、临床表现及分型				√		
四、治疗					√	
五、护理						√
第十五章　儿童及少年期精神障碍及其护理						
第一节　儿童孤独症及其护理						
一、概述	√					√
二、病因及发病机制	√					
三、临床表现			√			
四、治疗		√				
五、护理						√
第二节　多动与注意缺陷障碍及其护理						
一、概述	√					
二、病因及发病机制	√					
三、临床表现			√			
四、治疗		√				
五、护理						√
第三节　抽动障碍及其护理						
一、概述	√					
二、病因及发病机制	√					
三、临床表现及分型			√			
四、治疗		√				
五、护理						√
第四节　精神发育迟缓及其护理						
一、概述	√					
二、病因及发病机制	√					
三、临床表现			√			
四、治疗及预防		√				
五、护理						√

五、学时安排

总学时 40 学时，理论课时 32 学时，实践课时 8 学时。

章节	课程内容	理论课时	实践课时	合计
第一章	绪论	2		2
第二章	精神障碍的基本知识	4	2	6
第三章	精神科护理的基本技能	1	1	2
第四章	精神科危机状态的防范及护理	1	1	2
第五章	精神障碍患者治疗过程的护理	2		2
第六章	器质性精神障碍及其护理	2		2
第七章	精神活性物质所致精神障碍及其护理	2		2
第八章	精神分裂症及其护理	2	2	4
第九章	心境障碍及其护理	2	2	4
第十章	神经症及其护理	2		2
第十一章	癔症及其护理	2		2
第十二章	应激相关障碍及其护理	2		2
第十三章	人格障碍及其护理	2		2
第十四章	心理因素相关生理障碍及其护理	2		2
第十五章	儿童及少年期精神障碍及其护理	4		4
总计		32	8	40

参 考 文 献

[1] 沈渔邨．精神病学．5版．北京：人民卫生出版社，2010．
[2] 李凌江．精神科护理学．5版．北京：人民卫生出版社，2008．
[3] 曹新妹．精神科护理学．北京：人民卫生出版社，2009．
[4] 曾慧．精神科护理学．北京：高等教育出版社，2010．
[5] 李红丽．精神科护理学．上海：上海科学技术出版社，2010．
[6] 马凤杰．精神科护理学．北京：人民卫生出版社，2006．
[7] 宋燕华．精神科护理学．北京：北京大学医学出版社，2002．
[8] 雷慧．精神护理．北京：人民卫生出版社，2006．
[9] 高宁，庞鑫．癔症性换气过度综合征的诊治分析．吉林医学，2009，30（11）：1031-1032．
[10] 尚少梅．精神科护理学．北京：北京出版社，2011．
[11] 胡佩诚，宋燕华．心理卫生和精神疾病护理．北京：北京医科大学出版社，1999．
[12] 陈淑清，王述彭，刘静芬．精神科护理学．长春：吉林科学技术出版社，1994．
[13] 陈传曾，马登岱．实用精神病学．青岛：青岛出版社，1990．
[14] [英]Michael Gelder, Paul Harrison, Philip Cowen．牛津精神病学教科书．5版．刘协和，李涛译．成都：四川大学出版社，2004．
[15] 张心保．精神病学．北京：科学出版社，2002．
[16] 井霖源．精神科护理学．北京：人民卫生出版社，2010．
[17] 郝伟．精神病学．6版．北京：人民卫生出版社，2011．
[18] 张雷峰．精神障碍护理学．2版．北京：高等教育出版社，2010．
[19] 覃运生．精神科护理学．北京：人民卫生出版社，2004．
[20] 毛富强．精神科护理学．北京：人民军医出版社，2007．
[21] 陈彦方．精神科护理学．北京：人民卫生出版社，2006．
[22] 袁耿清．医用心理学．南京：东南大学出版社，1991．
[23] 江开达．精神病学高级教程．北京：人民军医出版社，2009．
[24] 陈淑清，王述彭，刘静芬．精神科护理学．长春：吉林科学技术出版社，1994．